Diana Helfrich
Wechseljahre – Ich dachte, ich krieg' das nicht!

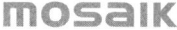

DIANA HELFRICH

WECHSELJAHRE –
Ich dachte, ich krieg' das nicht!

Wie unterschiedlich Frauen die Zeit der
Hormonumstellung erleben und was wirklich hilft

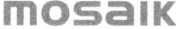

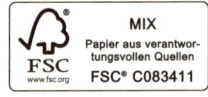

Penguin Random House Verlagsgruppe FSC® N001967

1. Auflage
Originalausgabe Oktober 2021
Copyright © 2021: Mosaik Verlag, München,
in der Penguin Random House Verlagsgruppe GmbH,
Neumarkter Str. 28, 81673 München
Icons im Buch: Infografik-Hamburg.de/Sabine Timmann
Icon »Kreuz mit Herz«: nach einer Vorlage von Anne Rudolph, Hamburg
Umschlag: Sabine Kwauka
Umschlagmotiv: © lookphotos/PhotoAlto; Icon »Kreuz mit Herz«:
nach einer Vorlage von Anne Rudolph, Hamburg
Redaktion: Birthe Vogelmann
Satz: Satzwerk Huber, Germering
Druck und Bindung: CPI books GmbH, Leck
Printed in Germany
EB · IH
ISBN 978-3-442-39385-5
www.mosaik-verlag.de

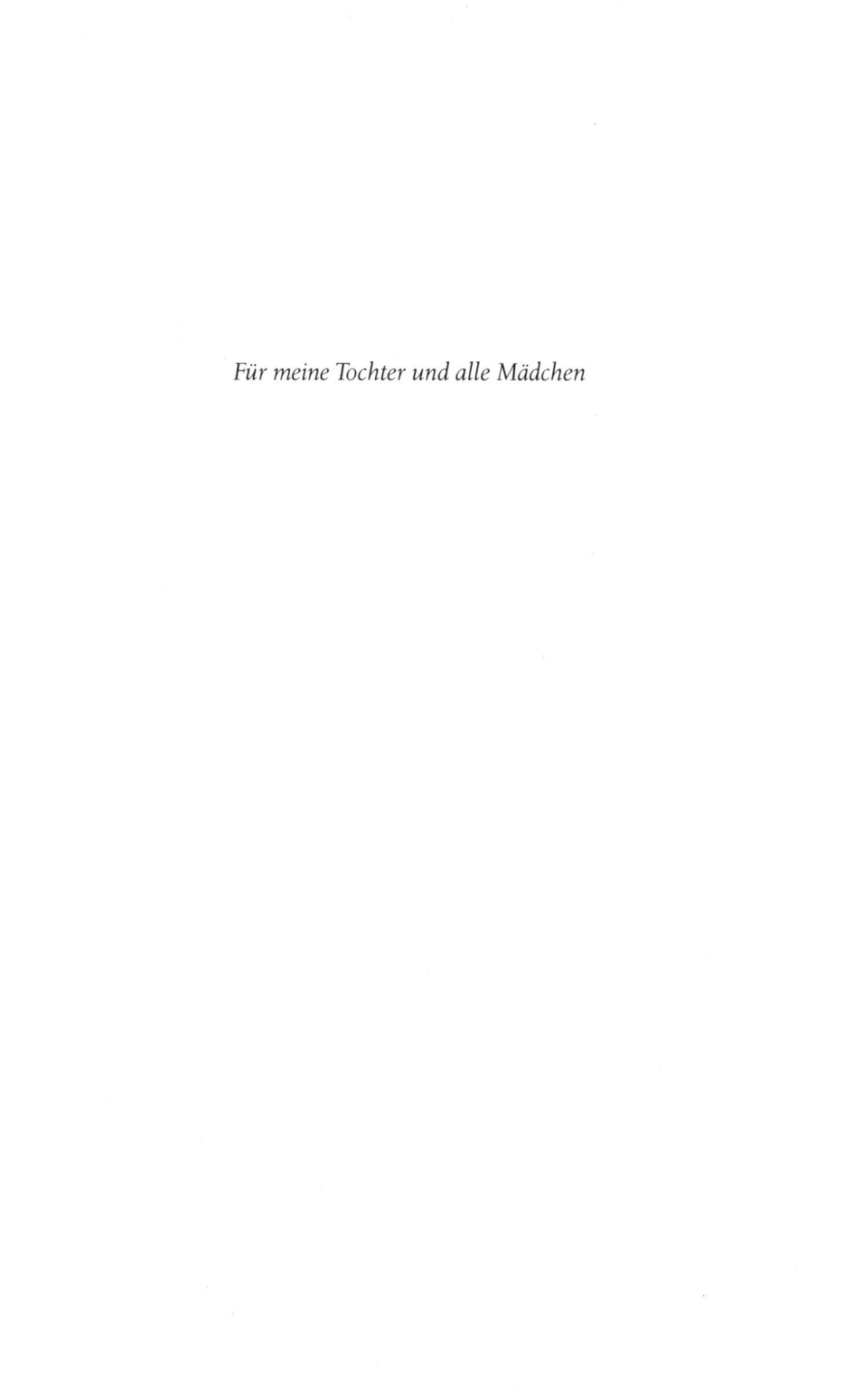

Für meine Tochter und alle Mädchen

Inhalt

Vorwort

Willkommen in meinem Buch! Ich freue mich ganz besonders, dass Sie es jetzt in den Händen halten. Denn als der Mosaik Verlag mich gefragt hat, ob ich Lust hätte, über das Thema »Wechseljahre« zu schreiben, habe ich mir erst mal einige Tage Bedenkzeit erbeten. Ich habe gezögert und gezaudert, weil auch ich bis zu diesem Zeitpunkt – mit 49 Jahren – das Gefühl hatte, die Wechseljahre hätten eigentlich nichts mit mir zu tun. Ich dachte, dass das gern so bleiben dürfe, bis es nicht mehr anders ginge. Aber zum Glück habe ich auch gespürt, dass in der Auseinandersetzung mit diesem Thema eine große Kraft liegt. Je länger ich dann dabei war, desto toller fand ich es. Es stimmt nämlich, dass auch Chancen in dieser Umstellung liegen. Und dass man besser durchkommt, wenn man ein paar Dinge weiß – die viel zu oft auch Ärzt*innen nicht auf dem Zettel haben. Die gesellschaftliche Dimension des Themas fand ich ebenfalls immer spannender.

Mein gesammeltes Wissen aus über 20 Jahren als Gesundheitsredakteurin bei Frauenzeitschriften, als Apothekerin, als Frau und Freundin ist in dieses Buch eingegangen. Und natürlich die Geschichten der vier Frauen, die zwischen den einzelnen Kapiteln von ihrem Erleben erzählen. Bei jeder einzelnen möchte ich mich hier noch einmal gesondert bedanken.

Ich wünsche Ihnen viel Spaß beim Lesen.

Hamburg, im August 2021

Einführung: Was sind die Wechseljahre heute?

»Ich dachte, ich krieg' das nicht«: Viele Frauen leben mit dem Gefühl, die Wechseljahre beträfen sie nicht – bis sie plötzlich Hitzewallungen, Schlafprobleme oder Stimmungsschwankungen an sich feststellen. »Wir tun so, als würden sie nicht passieren, dabei macht die Hälfte der Menschen die Wechseljahre durch«, so hat es Michelle Obama mal ausgedrückt. Das Wort »Menopause« zu erwähnen, sei ungefähr so, als würde man sehr laut »SCHWANZ« sagen, schreibt eine Userin auf dem Instagram-Account des sehr unterhaltsamen Podcasts »Postcards from Midlife« zweier britischer Journalistinnen. Der Kommentar stammt von einer Hörerin aus Los Angeles, USA. Ich habe mir gleich eine Terrasse über dem Meer vorgestellt, auf der mittelalte, schlanke Menschen sich von der Nachmittagssonne bescheinen lassen, mit sehr weißen Zähnen und Cocktails in den Händen. Menschen, die es geschafft haben. Warum erstarren sie beim Wort »Menopause«? Läge es nicht eigentlich nahe, etwas, das zum Leben gehört wie morgens aufzuwachen, erst mal zumindest irgendwie okay zu finden?

Die Antwort hat mir eine der Frauen gegeben, mit denen ich für dieses Buch gesprochen habe, die Redakteurin Bettina: »Wechseljahre, das klingt nach alt und schrumplig. Und darum schäme ich mich dafür.« Schon das Wort komme muffig daher, sagt sie. Und mit dem Alter will nun wirklich niemand etwas zu tun haben. Wir wollen jung, leicht und lecker sein. Also behält fast jede ihre Geschichte für sich.

Das fängt allerdings schon viel früher im Leben an, bei der Regelblutung. Die handeln wir von Beginn an möglichst diskret ab. »Wenn Männer einmal im Monat aus dem Penis bluten würden, die Zeitungen wären voll davon«, hat mein Mann mal zu mir gesagt. Und ich glaube, er hat recht. Aber es bluten nun mal die

Frauen, es ist wenig zu lesen über die Menstruation, und geredet wird auch kaum darüber, das ändert sich gerade erst ganz langsam. Und so hören wir auch viel zu selten die Geschichten über das Klimakterium, wie die Wechseljahre medizinisch genannt werden. Die kleinen und großen Erlebnisse und Empfindungen im Alltag, die Erfahrungsberichte.

Diese Erzählungen sind aber allein schon deshalb ganz besonders interessant, weil die hormonelle Umstellung in eine Zeit fällt, in der sich das Leben ohnehin verändert. Bis etwa Mitte 40 folgt doch bei vielen alles einer gewissen Chronologie: Schule, Ausbildung, Berufseinstieg, vielleicht Partnerschaft und Familiengründung. Dann versucht man, die Kinder groß zu kriegen und im Job voranzukommen. Und wenn das alles läuft, lässt einem das Leben für gewöhnlich gar keine Zeit für anderes. Irgendwann sind die Kinder groß, die Partnerschaft ist längst zerbrochen oder 20 Jahre alt, der Job vielleicht auch. Und dann ahnen wir, dass wir womöglich ein anderes Leben haben könnten. Eines, das unseren Wünschen vielleicht besser entspricht. Nur: Was sind denn unsere Wünsche? Die Wechseljahre sind darum auch eine Zeit der Selbstbefragung und Selbstfindung. Eine Phase, in der wir vielleicht entdecken, wie viel Freude es macht, mit den Händen im Beet zu wühlen oder dass Trauerrednerin ein interessanter Beruf ist. Und erfüllender als der bisherige Job.

Und noch eines sind die Wechseljahre: ein spürbares Signal der Lebensmitte. Das Leben klopft an und sagt: »Hallo, ich gehe irgendwann zu Ende, auch wenn du es bisher geschafft hast, das zu ignorieren.« Darum sind die Wechseljahre immer auch eine Aufforderung zur Zwischenbilanz. Die Gelegenheit, etwas im Leben zu verändern, um es später nicht zu bereuen.

Aber gehören Schwitzattacken, Stimmungsschwankungen und Schlafprobleme zwangsläufig zu dieser Zeit? Nein, Wechseljahresbeschwerden sind keine Bürgerinnenpflicht, so hat es die

Gynäkologin Dorothee Struck aus Kiel in einer ihrer Wechseljahreskolumnen in der *BRIGITTE WOMAN* formuliert. Die Bandbreite, wie sehr die Wechseljahre einen Menschen auf welche Art auch immer belasten oder nicht, reicht von hier bis hinters Weltall: Es gibt Frauen, die viele, viele Male am Tag vom Glühen in ihrem Inneren so überwältigt werden, dass sie sich ausgeliefert fühlen. Andere sind plötzlich gereizt, ihr Herz wummert oder die Gelenke tun ihnen weh, und im schlechtesten Fall kommen sie über Jahre hinweg nicht drauf, dass die Hormone dahinterstecken. Und es gibt die, die super durch die Wechseljahre kommen. Die einfach irgendwann nicht mehr bluten und ansonsten wenig mitkriegen von der hormonellen Umstellung. Es ist wie beim Kinderkriegen: Das ist auch keine Krankheit, aber nicht für jede eine gute Erfahrung. Manche erleben einen Notkaiserschnitt mit Angst, Hilflosigkeit und Enttäuschung, andere bringen ihr Kind bei Kerzenschein auf dem Sofa zur Welt.

Wenig mitzubekommen vom Wechsel ist sicherlich der angenehmere Verlauf. Aber auch diese Frauen müssen sich um ihre Knochen kümmern, weil die brüchig werden, und noch um ein paar Dinge mehr, wenn es mit der Gesundheit weiter bestens laufen soll. Denn älter werden sie genauso – es laufen zwei Prozesse gleichzeitig ab, unabhängig voneinander. Und auch sie trauern womöglich ihrer Jugend nach. Dennoch hat keine der Frauen, mit denen ich gesprochen habe, darüber geklagt, unsichtbar geworden zu sein. Der Tenor war: Nein, es stimmt nicht, ich kann Männer und alle anderen genauso auf mich aufmerksam machen wie früher. Nur will ich es nicht mehr, oder jedenfalls nicht mehr so oft. Für viele ist es schön, selbst entscheiden zu können, ob sie gesehen werden oder nicht.

Trotzdem: Je mehr Wohlstand und Selbstbestimmung wir erlangen, desto köstlicher scheint das Jungsein, das wir uns niemals werden zurückkaufen können. Dieses Empfinden hat aber mit unserer Gesellschaft und deren Wertesystem zu tun, weniger mit dem Verlust der Fruchtbarkeit. Orcas haben auch Wechseljahre, und die nicht mehr fortpflanzungsfähigen Weibchen übernehmen Führungsaufgaben, gerade in schwierigen Zeiten, etwa wenn es nur wenig Lachse zu jagen gibt. Die US-Amerikanerin Darcey Steinke formuliert es in ihrem Buch *Fliegende Hitze* so: Nicht die Menopause sei das Problem, sondern die Menopause, wie man sie im Patriarchat erlebt. Lernen von den Walen.

Die Wechselzeit ist für jede Frau anders, und auch Ärzt*innen und Expert*innen gucken extrem unterschiedlich darauf. Wer das Buch *Woman on Fire* der Gynäkologin Sheila de Liz liest, schlägt es zu mit dem Gefühl, dass es ohne Hormontherapie einfach nicht geht. Dass, wer drauf verzichtet, einen idiotischen Fehler macht, nicht nur mies durch die Wechselzeit kommt, sondern auch danach herzkrank und mit verkümmerten Geschlechtsorganen vor sich hin vegetieren wird. Die Wissenschaftlerin Prof. Kerstin Weidner von der Klinik für Psychotherapie und Psychosomatik der Uniklinik Dresden dagegen, die sich auf gynäkologische Psychosomatik spezialisiert hat, zeichnet ein ganz und gar anderes Bild: Sie und ihr Team haben die typischen Wechseljahresbeschwerden bei beiden Geschlechtern verschiedener Altersgruppen abgefragt, auch bei jungen Frauen und Männern. Sie kamen zu dem Schluss, dass es genau ein einziges Symptom gibt, das wirklich nur bei Frauen zwischen 40 und 65 häufiger vorkommt: Hitzewallungen. Andere Beschwerden wie Gelenkprobleme nahmen bei allen Geschlechtern mit den Jahren zu, noch mal andere kamen und gingen im Verlauf eines Lebens immer mal wieder, etwa psychische Beschwerden. Die Studie kam 2012 heraus, und ich erinnere mich gut, wie ich damals, mit Anfang 40, davon las. Dann gibt es die Wechseljahre also vielleicht gar nicht, dachte ich. Und: Das werden wir ja mal sehen, ob ich das überhaupt kriege.

Erste Zweifel, ob wirklich alles so belastend werden würde, hatte ich aber schon runde zehn Jahre früher – bei meinem allerersten größeren journalistischen Projekt zum Thema. Ein *BRIGITTE*-Dossier, in dem unter anderem mehrere Frauen von ihrem Erleben der Wechselzeit berichteten. Ich erinnere mich, wie ich die Geschichte einer der Frauen las. Sie hatte das Wort »Wechseljahre« ganz wörtlich genommen und war mit etwa 50 ausgewandert, nach Australien, wenn ich mich recht entsinne. Sie lebte dort auf einer Farm, und es schien ihr viel besser zu ergehen als zuvor in Deutschland. Sie hatte eine richtig gute Zeit, auch mit ihrem Partner. Ihre Geschichte war das Gegenteil von dem, was ich erwartet hatte.

Jetzt bin ich selbst 51 Jahre alt und warte auf die Veränderungen. In der Zwischenzeit habe ich das Thema natürlich verfolgt, schon allein wegen meines Jobs. Aber irgendwann waren dann auch Freundinnen und Kolleginnen so weit und fragten sich (und manchmal auch mich): Soll ich Hormone nehmen? Vor allem der Umgang damit hat sich über die letzten Dekaden sehr verändert: Bis zum Jahr 2002 wurden sie nach dem Gießkannenprinzip verordnet, danach verteufelt. Frauen, die die volle Ladung Hitzewallungen oder andere Wechseljahresprobleme abbekamen, wurden zuletzt viel zu schlecht versorgt und hatten dabei viel zu viel Angst.

Jetzt scheint das Pendel gerade wieder in die andere Richtung zu schwingen. Denn mit den bioidentischen Hormonen haben wir inzwischen die Möglichkeit, ganz natürlich zu behandeln. Man kann heute ziemlich öko sein, und trotzdem überzeugter Fan von Hormontherapien. Man nimmt ja nur genau die Wirkstoffe, die der Körper selbst auch produziert. Hilft der Natur ein bisschen auf die Sprünge, so scheint es. Dabei geht manchmal unter, dass es sich dabei natürlich genauso um hochwirksame Medikamente handelt, die zwangsweise auch unerwünschte

Wirkungen haben. Keine Wirkung ohne Nebenwirkung, das ist so eine alte Pharmazeutenweisheit.

Heute gilt bei der Hormontherapie, ob mit »künstlichen« oder »bioidentischen« Hormonen: So niedrig dosiert und so kurz wie möglich soll sie sein. Aber längst nicht immer läuft es auch so. Denn für einige, so scheint mir, ist ein Östradiolpflaster nur ein weiteres Optimierungstool, neben Sport, gesunder Ernährung, Achtsamkeit, Kieferregulierung, Botoxspritzen, Fruchtsäurepeelings oder Laserbehandlungen. Wir sind heute überzeugt, aus allem immer das Beste herausholen zu können. Und oft wird so getan, als müsste der körperliche Verfall nicht sein. Wer genug Zeit und Geld investiere, könne sich mit 70 noch anmutig halten, ohne Falten lächeln und auf gebräunten Beinen stehen, unter deren Haut sich die Muskulatur abzeichnet – so hat es mir die Journalistin Karoline gesagt, die in diesem Buch auch zu Wort kommt. Das sieht oft auch richtig gut aus, aber ich hoffe dann immer, dass diese Frau all das tut, weil sie es kann. Weil sie viel Zeit und das nötige Geld hat, und sich genauso einfach besser gefällt. Weil es ihr Freude macht. Und nicht, weil sie im tiefen Inneren davon überzeugt ist, dass Frauen nur jung etwas wert sind, weil sie nur dann für die Männer attraktiv sind.

Das klingt so frauenfeindlich, dass ich rufen will: Halt! An unserem Blick auf die Geschlechter hat sich doch viel getan! Man muss nur das »m/w/d« in den Stellenanzeigen registrieren, um zu begreifen: Die Wahrnehmung der Geschlechter ist durchlässiger geworden. Es gibt eben nicht nur Barbie und Ken. Da ist noch viel, viel mehr, und es ist gut, dass das nach und nach in unser Mainstreambewusstsein einsickert.

Warum verlangen wir uns dann oft so viel ab, um so gut es irgend geht in das weibliche Ideal zu passen, ob vor oder nach der letzten Blutung? Nur um uns davon zu vergewissern, dass bei uns alles »in Ordnung« ist? Ich hoffe, wir können aufhören, das reflexhaft zu tun. Natürlich kann jede Frau mit der entsprechenden Hormontherapie bis an ihr Lebensende menstruieren, aber ist das dann jung?

Abgesehen davon ist »Toll, sie sieht viel jünger aus!« auch ein fragwürdiges Kompliment. Denn es bedeutet nichts anderes als Anerkennung dafür, dass man stagniert, dass man nicht reifer wird. Und warum sollte man sich nicht entwickeln wollen? Man kann doch auch auf eine 50-jährige Weise schön sein. Wir haben »auf eigene Rechnung gekämpft, geliebt, gewollt, gelitten und genossen«, wie Simone de Beauvoir in *Das andere Geschlecht* über die alternde Frau schreibt. Daraus ist Autonomie erwachsen. Und die ist doch etwas Wünschenswertes. Das würde ja niemand infrage stellen, wenn es beispielsweise ums eigene Einkommen ginge.

Ich finde, es ist an der Zeit, das Bild ewiger Jugend und eindimensionaler Weiblichkeit endgültig aus unseren Köpfen zu schieben. Oder das zumindest immer wieder zu versuchen. Dann wird Raum frei, von dem ohnehin gerade einiger entsteht, etwa dank der Genderdiskussion. Den sollten nicht nur alle besetzen, die sich jetzt schon für mehr Geschlechtervielfalt stark machen, sondern auch wir mittelalte Frauen. Und dort, in diesem neuen Raum, Partys feiern, weil wir dem »kompromisslosen binären System der zwei Geschlechter«, wie Darcey Steinke es in ihrem oben genannten Buch sagt, endlich entkommen können. Die Zeit ist reif dafür, und wir haben gerade einen Lauf, während der alte weiße Mann ins Straucheln gerät. Wir sind sichtbarer denn je, besser ausgebildet denn je, fitter denn je. Und gar nicht so wenige von uns spüren einen richtigen Boost, wenn die Umstellung geschafft ist: mehr Energie, mehr Klarheit, das Gefühl, so Steinke, »wie eine weise Eule in die Ferne zu gucken«.

Manchen Frauen wird auch erst klar, wie sehr die Hormone sie im Griff hatten, wenn es vorbei ist. Gerade die, die unter PMS gelitten haben. Andere ernten in der Wechselzeit die ersten Früchte der Plackerei in jüngeren Jahren, in denen sie alles gegeben haben, um Job UND Familie unter einen Hut zu bringen: Im besten Fall haben wir einen interessanten Beruf, ein eigenes Einkommen und eine eigene Rente, auch als Mütter. Wir können mit unseren Liebsten zusammen sein, weil wir das wollen, und nicht, weil wir finanziell von ihnen abhängen. Ich denke, es gibt sehr viele mittelalte Frauen, die das Leben sehr genießen. Frauen wie uns gab es lange gar nicht, man war entweder jung oder Oma. Da ist in den letzten Jahren ein neues Frauenbild entstanden, neue Rollen, vielleicht ein neuer Typ Frau: nicht nur im mittleren Alter, sondern auch mittendrin im Leben, selbstbestimmter, selbstbewusster, vielfältiger als früher. Klar, einfach ist das nicht immer. Aber schön und spannend, diese Veränderung mitzuerleben. Sie ist noch lange nicht zu Ende.

Partywissen Wechseljahre

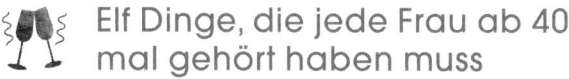 **Elf Dinge, die jede Frau ab 40 mal gehört haben muss**

1. »Ich hab noch gar nichts!« – Stimmt eigentlich nie

Denn die Umstellung fängt viel früher an, als man denkt. Man könnte sogar sagen, dass wir im Grunde bereits ab einem Zeitpunkt vor unserer Geburt direkt auf die Wechseljahre zusteuern: Ein 20 Wochen alter weiblicher Fötus hat etwa sieben Millionen Eizellen. Um die Geburt eines Mädchens herum sind es noch rund 1,4 Millionen, bis zur Pubertät bleiben 300 000 bis 400 000. Nur ein paar Hundert dieser Zellen reifen heran, um per Eisprung auf die Reise in den Eileiter zu gehen. Die letzten tun dies nur mehr zögerlich, wenn eine Frau ca. 45 Jahre alt ist, manchmal auch schon ab 40. Mit der allerletzten Blutung, der Menopause, ist kein Ei mehr da. Der Vorrat ist aufgebraucht.

Wir haben es bei dieser phänomenalen Abwärtsbewegung also keineswegs mit einem plötzlichen »Jetzt werde ich alt« zu tun. Wenn wir es trotzdem so wahrnehmen, kommt das vielleicht daher, dass wir uns das Älterwerden am liebsten nur dann bewusst machen, wenn es gar nicht anders geht. Der Prozess als solcher beginnt schon lange bevor wir denken können. Im Schnitt sechs bis acht Jahre vor der letzten Blutung beginnt der Zyklus dann, sich zu verändern. Es kommt sowohl zu sehr kurzen als auch zu sehr langen Abständen zwischen den Monatsblutungen. Andere Frauen menstruieren noch wie ein Uhrwerk, können aber nicht mehr schlafen, sind gereizt oder haben Brustspannen – und keine Idee, wo es herkommt. Aber natürlich gibt es auch diejenigen, bei denen praktisch bis zum Ausbleiben der Regelblutung nichts zu spüren ist.

2. Die Wechseljahre haben viele Gesichter

Die Wartezimmer dieser Republik sind voll mit Frauen, die unter unerklärlichen Beschwerden wie Herzrhythmusstörungen und Gelenkschmerzen leiden, und niemand kommt drauf, dass sie hormonell bedingt sind. »Es gibt eine Wissenslücke zwischen dem, was bereits wissenschaftlich über die Perimenopause bekannt ist und dem, was die meisten Frauen und ihre Ärzte wissen«, sagte schon im November 2019 der damalige Präsident der Deutschen Menopause Gesellschaft, Prof. Alfred O. Mueck. »Diese Lücke verhindert, dass Symptome zutreffend hormonellen Veränderungen zugeordnet werden.« Daran hat sich seitdem nicht viel geändert. Zum Begriff »Perimenopause« siehe S. 30.

3. Keine Angst vor niedrig dosierter und symptomorientierter Hormontherapie

Hormone sind für Frauen um die 50 weniger riskant, als beim Studienschock 2002 (siehe S. 33) angenommen. Und bei vielen Frauen ist es einfach so, dass sich ihre Wechseljahressymptome nicht mehr als freundliches »Die neue Lebensphase ist da!«-Signal des Körpers deuten lassen, sondern nur noch als feindliche Übernahme. Diese Frauen sollten keine Angst vor Hormonen haben. Statt sich Sorgen über mögliche Nebenwirkungen zu machen, ist es sinnvoller zu versuchen, die grundsätzlichen Gesundheitsrisiken in den Griff zu bekommen, und das sind Übergewicht, zu wenig Sport, Zigaretten und zu viel Alkohol.

4. Hormone schaffen es durch die Haut

Östradiol als Gel, Pflaster oder Spray oder wie auch immer über die Haut aufzunehmen ist besser als per Tablette, weil man viel niedrigere Dosierungen braucht. Der Grund: Ein großer Teil des Tablettenwirkstoffs wird in der Leber abgebaut, bevor er überhaupt in den Blutkreislauf gelangt. Und genau bei dieser Leberpassage entstehen auch die Gerinnungsfaktoren, also an der Blutgerinnung beteiligte Proteine, die für die erhöhte Thromboseneigung unter Östrogenen verantwortlich sind.

5. Progesteron macht müde

Progesteron ist ein Gestagen. Es hat die bemerkenswerte Eigenschaft, dass es sehr beruhigend wirkt, stärker als Valium. Wer seine Kapsel morgens nimmt statt wie empfohlen abends, kann in komatösen Schlaf fallen. Sehr beliebt nach monatelangem schlechtem Schlaf in den frühen Wechseljahren ist eine Progesteronschlafkur.

6. Man muss keine Hormone nehmen

All Ihre Freundinnen nehmen Hormone? Ihr Frauenarzt oder Ihre Frauenärztin in der schicken Privatpraxis redet mit Ihnen, als wäre klar, dass Sie welche möchten, wenn es soweit ist? Man kann in eine Pro-Hormon-Welt hineingeraten und hat plötzlich das Gefühl, es gehöre dazu, welche zu nehmen. Aber das ist nicht so! Wenn Sie sich gut fühlen, brauchen Sie keine Hormone. Dass man mit ihnen Krankheiten vorbeugen kann, ohne dabei womöglich auch zu schaden, ist eine Idee aus dem vergangenen Jahrhundert.

7. Das mit dem Alter kommt erst später

Ja, wir sind nicht mehr jung, wenn die Regelblutung aufhört, aber alt sind wir auch noch nicht! Für viele von uns kommt nach der Wechselzeit eine stabile und tolle Lebensphase, die viele Jahre anhält – wenn wir gut mit unseren Ressourcen umgehen. Ich glaube, die Karten dafür sind besser denn je, denn mit mehr Wissen über die Wechseljahre und deren Wirkungen auf den ganzen Körper können wir unsere Gesundheit jetzt für die nächsten 30 bis 40 Lebensjahre zum Guten hin beeinflussen, ob das nun das Herz, die Knochen, die Blase oder die Schleimhäute betrifft. Alles sieht danach aus, als würden wir wesentlich besser alt werden als unsere Eltern. Und bis dahin haben wir wirklich noch viele, viele Jahre.

8. Kannst du wechseln?

Es ist nicht immer und für jede leicht, die Wechseljahre als das zu nehmen, was sie sind: körperlich gesehen eine manchmal wilde Übergangszeit zu einer neuen Lebensphase. Und eben auch eine Erinnerung daran, dass wir nicht unsterblich sind. Unsere Gelegenheit also, etwas im Leben zu verändern, um nicht irgendwann zu bereuen, dass wir tatenlos geblieben sind. Ich denke, rückblickend wird es leicht sein, das zu erkennen, aber im besten Fall gelingt es, sich das jetzt schon bewusst zu machen.

9. Das eigentliche Tabu sind nicht die Wechseljahre – die Monatsblutung ist es

Weil wir schon von Beginn an unsere Regelblutung möglichst dezent abhandeln und nicht darüber reden, setzt sich das fort, wenn sie nicht mehr kommt. Wenn es heißt »Die Periode ist politisch«, dann ist die wegbleibende Periode das erst recht. Und wenn die Wechseljahre die »Puberty for the Middle-Aged« sind, als die sie die im November 2018 die New York Times bezeichnete, dann brauchen wir auch mehr Aufklärung und Austausch, so wie damals als Mädchen: Wie lange dauert das, wie war das für dich und was machst du, wenn Sex wehtut? Das würde guttun. Jede, aber auch wirklich jede Frau muss durch diese Umstellung und kann ihre Geschichte erzählen.

10. Lieber mittelalte Frau als alter weißer Mann

Na klar ist unsere Gesellschaft noch immer patriarchal geprägt, man muss nur mal auf die Lohnlücke gucken oder auf die Männer-Frauen-Quote in den Vorständen. Aber man muss sagen: Ein alter weißer Mann zu sein ist weniger attraktiv denn je, weil sein Macht- und Kompetenzmonopol bröckelt. Und mittelalte Frauen gewinnen an Einfluss und Wissen. Sie sind sichtbarer denn je, besser ausgebildet denn je, fitter denn je. Wir werden noch viel mehr von ihnen hören.

11. Auch Tiere haben Wechseljahre

Und zwar nicht nur Wale wie Belugas, Narwale und Orcas, die ich schon vorne (S. 17) erwähnt habe. In den letzten Jahren hat man auch bei weiblichen Zootieren beobachtet, dass sie im hohen Alter keinen Zyklus mehr haben, zumindest bei einem Teil der Gorillas, Schimpansen und Orang-Utans, und beim Asiatischen Elefanten kann das ebenfalls so sein. Und, besonders überraschend: Auch bei Guppys endet die Fruchtbarkeit nicht erst mit dem Tod, dabei kümmern sich die kleinen Fische nicht eine Minute um ihren Nachwuchs. Warum ist das so? Leben diese Weibchen zu ihrem puren Vergnügen, ohne biologischen Sinn und Zweck? Die allermeisten Fragen sind noch offen, aber die Vermutung liegt nahe, dass noch einige Tiere dazukommen werden in den Wechseljahres-Club, man muss nur danach suchen.

Wechseljahre – was ist was?

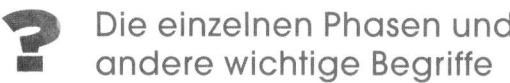 **Die einzelnen Phasen und andere wichtige Begriffe**

Wechseljahre

Der Begriff bezeichnet die Übergangzeit von der fruchtbaren Phase im Leben einer Frau mit dem zyklischen Auf und Ab der Hormone und den monatlichen Blutungen hin zu einem neuen, stabilen hormonellen Zustand mit weniger Östrogen. In diesen Jahren ist mal sehr viel, dann wieder ganz wenig Östrogen im Körper, was allerlei Beschwerden mit sich bringen kann. Dabei kommen Hitzewallungen am häufigsten vor. Ein anderes Wort für die Wechseljahre ist »Klimakterium«, wie schon oben erwähnt.

Menopause

Das ist die letzte Monatsblutung einer Frau – etwas, das man immer erst im Nachhinein erkennen kann. Erst wenn ein Jahr lang keine Blutung mehr kam, kann frau davon ausgehen, dass es das jetzt war. Verwirrenderweise wird der Begriff mitunter auch als Synonym für Wechseljahre verwendet, aber wenn jemand vom Fach das Wort in den Mund nimmt, gibt es kein Vertun, was damit gemeint sein könnte. Im Schnitt sind Frauen bei der Menopause 51 bis 52 Jahre alt, es kann aber auch erst mit 60 so weit sein. Eine von 100 Frauen ist unter 40, dann spricht man von

»vorzeitigen Wechseljahren«, die sehr hart für die Betroffenen sein können. Und in ganz seltenen Fällen kommt die letzte Blutung sogar vor dem 30. Lebensjahr.

Prämenopause

Das ist der Zeitraum von den ersten Veränderungen, Zyklusunregelmäßigkeiten oder Symptomen bis zur letzten Blutung. Diese Phase kann nur wenige Monate andauern, im Schnitt sind es Studien zufolge aber erstaunliche sechs bis acht Jahre.

Perimenopause

Sie fängt mit der Prämenopause an, also mit den ersten Abweichungen oder Auffälligkeiten, und endet ein Jahr nach der letzten Blutung. Manchmal heißt es aber auch: ein Jahr vor und ein Jahr nach der Menopause. In jedem Fall ist die Zeit um die letzte Blutung herum gemeint, in der die Umstellung auf vollen Touren läuft. Man hat in der Perimenopause also unter Umständen schon Symptome, aber zunächst noch Blutungen – und bringt Schlaflosigkeit, Gereiztheit & Co. daher nicht unbedingt mit den Wechseljahren in Verbindung.

Postmenopause

Sie fängt an, wenn die letzte Blutung ein Jahr her ist, schließt also an die Perimenopause an. Hitzewallungen und die akuten Wechseljahresbeschwerden haben, wenn denn vorhanden, zu Beginn der Postmenopause ihren Höhepunkt. Später weichen sie anderen

Gesundheitsthemen – nämlich solchen, die mit den dauerhaft niedrigen Östrogenspiegeln zu tun haben, wie Scheidentrockenheit und Osteoporose. Das ist dann Phase zwei der Postmenopause, oder auch der Wechseljahre, wie es verwirrenderweise ebenfalls manchmal heißt.

Hormonersatztherapie (HRT)

Der Begriff, oft mit HRT abgekürzt für **H**ormone **R**eplacement **T**herapy, meint die Gabe von Östrogen, meist kombiniert mit einem Gestagen, in den Wechseljahren und danach. Er hält sich hartnäckig, auch wenn er eigentlich nicht ganz korrekt ist. Denn das Ziel einer HRT ist im Gegensatz zu anderen Substitutionstherapien nicht, die physiologischen Verhältnisse wiederherzustellen – das wäre ja der Zyklus, wie er mal war. Vielmehr geht es darum, Erkrankungen und Symptome zu behandeln. Die HRT ist darum eine medikamentöse Behandlung, bei der man Nutzen und Risiken gegeneinander abwägen muss wie bei jeder anderen Medikation auch.

Einige Gynäkolog*innen sprechen aus diesen Gründen von »Hormontherapie«, und eine Zeit lang sah es für mich so aus, als würde sich dieser Begriff durchsetzen. Was mir gut daran gefällt, ist, dass er keinen Mangel heraufbeschwört, wie es der Wortbestandteil »Ersatz« zwangsläufig tut. Aber es gibt ja noch viele andere Hormontherapien als nur die mit Geschlechtshormonen bei Wechseljahresbeschwerden, etwa Insulinspritzen bei Diabetes oder Schilddrüsenhormone bei Schilddrüsenunterfunktion. Darum ist auch der Begriff »Hormontherapie« unbefriedigend, wenn nicht verwirrend. Bei »Hormonersatztherapie« – genau genommen schon bei den drei Buchstaben HRT – ist dagegen sofort klar, was gemeint ist.

Leitlinie

Für eine medizinische Leitlinie recherchieren engagierte Fachärzt*innen die aktuelle Datenlage zu einer Erkrankung und fassen sie zusammen, damit nicht jede und jeder Kolleg*in da draußen es machen muss, um auf dem Stand zu sein. Eine Leitlinie soll Ärzt*innen helfen, ihre Entscheidungs- und Handlungsoptionen zu überblicken und einzuordnen. Sie ist eine Art Fahrplan bzw. eine Übersicht, welche Behandlung aussichtsreich ist und welche weniger. Leitlinien sind nicht bindend, Arzt oder Ärztin müssen immer noch selbst entscheiden, was sie bei der einzelnen Patientin für richtig halten, sie müssen ihre Heilkunst ausüben. Leitlinien gibt es für alle Fachrichtungen. Die aktuelle Leitlinie »Peri- und Postmenopause – Diagnostik und Intervention«, auf die ich mich in diesem Buch sehr oft beziehe, würde man für Nichtmediziner vielleicht »Wechseljahre und danach: Wo stehe ich? Was hilft gegen meine Beschwerden?« überschreiben. Sie wurde von mehreren gynäkologischen Fachgesellschaften deutschsprachiger Länder herausgegeben und ist die Unterlage, auf die sich auch Ihr Frauenarzt oder Ihre Frauenärztin bei der Behandlung von Wechseljahresbeschwerden beziehen sollte. Man kann sie auf der Seite der Arbeitsgemeinschaft der Wissenschaftlichen Medizinischen Fachgesellschaften awmf.org einsehen und herunterladen.

WHI(Woman's Health Initiative)-Studie

Immer noch DIE Studie zur Hormonersatztherapie, weil qualitativ hochwertig und riesengroß: In den 1990er-Jahren wurden in den USA über 16 000 Frauen nach dem Zufallsprinzip in zwei Gruppen eingeteilt. Die eine erhielt eine Östrogen-Gestagen-Tablettenkombi, die andere ein Placebo. Weder die Patientinnen noch die Ärzt*innen wussten, wer zu welcher Gruppe gehörte. Es handelte sich also um eine sogenannte **randomisierte Doppelblindstudie**, und an den Ergebnissen solcher Studien kann man fast nicht herumdeuteln. Denn diese Studiendesigns sind das Beste, was man machen kann, um die Sicherheit und die Wirksamkeit von Therapien zu ermitteln, sie haben eine hohe Beweiskraft (»Evidenzstärke«).

Das Ziel der WHI-Studie war, die positiven Effekte der HRT (die man damals annahm) in Zahlen zu fassen, also herauszufinden, wie sehr auch vergleichsweise ältere Frauen von Hormonen profitieren. Doch es kam anders. Die Studie wurde vorzeitig abgebrochen, weil die Zwischenauswertungen alarmierend waren. Vor allem Thrombose- und Schlaganfallrisiko stiegen bei den Hormonpatientinnen an, und auch Brustkrebs wurde häufiger. Die Veröffentlichung der Abbruchergebnisse im Jahr 2002 war ein Paukenschlag, der auf der ganzen Welt zu hören war. Die Hormonverordnungszahlen stürzten ab, Frauen hatten plötzlich große Angst vor Ersatzhormonen.

Viele Jahre später, im Jahr 2016, meldeten sich die Autor*innen der damaligen Studie zurück, mit der Veröffentlichung *Menopause Management – Getting Clinical Care Back on Track*, zu Deutsch: die Versorgung von Frauen in den Wechseljahren wieder in die Spur bringen. Darin stellen sie klar: Das Ziel der WHI-Studie war nicht, Frauen mit starken Beschwerden die Hormontherapie vorzuenthalten. Die damaligen Daten seien falsch interpretiert worden. Vielmehr sei es ihnen um einen kritischeren Umgang mit Hormonen gegangen.

Und heute? Da muss man sagen: Die WHI-Studie war schlichtweg nicht dazu geeignet, die Fragen zu beantworten, die sich Frauen um die 50 stellen, also wenn sie mit Wechseljahresbeschwerden zu tun haben. Denn die Studienteilnehmerinnen waren zu Beginn der Studie im Schnitt schon 63 Jahre alt. Viele hatten von vornherein gesundheitliche Probleme, etwa Bluthochdruck oder Übergewicht, bei ihnen waren bestimmte Nebenwirkungen viel eher zu erwarten. Noch dazu kamen ganz andere Wirkstoffe zum Einsatz, als man sie heute verwenden würde, nämlich sogenannte equine Östrogene plus Medroxyprogesteronacetat (mehr dazu ab S. 55).

Trotzdem kommt niemand an der WHI-Studie vorbei. Auch, weil es eigentlich mehrere Studien sind. Die Woman's Health Initiative hat sich damals nämlich auch noch die Frauen genau angesehen, die nur ein Östrogen als Hormontherapie brauchen, weil ihnen zuvor die Gebärmutter entfernt worden war (siehe S. 68 f.). Auch hier waren es mit 10 000 Teilnehmerinnen wieder sehr viele Frauen, und das Studiendesign war genauso aufwendig (randomisiert doppelblind). Heraus kam, dass eine reine Östrogengabe weniger Probleme mit sich bringt als die Kombinationstherapie, unter anderem war das Brustkrebsrisiko nicht erhöht. Dieser Teil der WHI-Studie (man spricht auch vom »Arm« einer Studie) wird auch manchmal als **WHI-2** bezeichnet, der mit der Kombitherapie als **WHI-1**.

Es gibt übrigens genau eine Art wissenschaftlicher Studie, die noch mehr Beweiskraft hat als so eine große placebokontrollierte randomisierte Doppelblindstudie. Das **Review** nämlich, die **Übersichtsarbeit**. Für solche Reviews sammelt man alle hochwertigen Studien, die zu einer Fragestellung bisher veröffentlicht wurden, und wertet sie gemeinsam aus. Eines der letzten großen Reviews zur HRT, in das die Daten von über 40 000 im Schnitt 61 Jahre alten Frauen einschließlich denen aus der WHI-Studie eingingen, ist im Dezember 2017 erschienen, unter der Leitung des österreichischen Epidemiologen Prof. Gerald Gartlehner. Auf dieses Review beziehe ich mich bei der Frage zu den Risiken der HRT im folgenden Kapitel (ab S. 58).

Gartlehner ist übrigens auch der Direktor des Österreich-Zweigs der **Cochrane Collaboration**, die ich hier auch noch kurz vorstellen will, weil sie hin und wieder im Buch vorkommt. Die Cochrane Collaboration ist ein weltweites Netzwerk von Wissenschaftler*innen zur Wirksamkeitsbewertung in der Medizin, das solche Reviews zu den unterschiedlichsten Therapien verfasst und der Allgemeinheit zur Verfügung stellt. Inzwischen gibt es über 7500 davon, die auf der Seite cochranelibrary.com für jedermann zugänglich sind (auf Englisch und Spanisch). Das Ziel ist, die sogenannte **evidenzbasierte Medizin** voranzubringen, was man am besten mit »beweisgestützte Medizin« übersetzen kann. Und Therapien zu vermeiden, deren Wirksamkeit nicht bewiesen ist. Für die Praxis heißt das: Wenn Cochrane etwas für gesichert erklärt, kann man wirklich davon ausgehen, dass es daran nichts zu zweifeln gibt.

Wechseljahre – so ist es bei mir

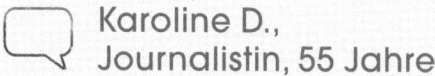 Karoline D.,
Journalistin, 55 Jahre

»Ich war mir sicher: Ein günstiges Schicksal würde verhindern, dass ich von jung nach alt wechsele.«

Vor Jahren habe ich zusammen mit ein paar Frauen eine Wechseljahres-Show besucht. Sie waren alle im entsprechenden Alter, ich selbst war erst Anfang 40. Eine befreundete Nachbarin hatte mich eingeladen, und ich hatte Lust mitzugehen, auch wenn mich das Thema noch nicht wirklich betraf. Der Abend war total nett und die Revue lustig, aber während der Pause mit einem Glas Wein inmitten einer aufgekratzten Horde fast alter Frauen zu stehen – das hat mich total verstört. Ich habe mich umgeschaut und in die lachenden, geschminkten Gesichter gestarrt, und bei jeder einzelnen Frau dachte ich: Die ist schon mittendrin, und die auch, und die auch und die noch nicht, aber bald. Und gleichzeitig war mir völlig klar, dass mir das nicht passieren würde, dass ich niemals die Seiten wechseln würde von jung zu alt, irgendein günstiges Schicksal würde das in meinem speziellen Fall verhindern: keine Wechseljahre für mich!

Es hat noch ein paar Jahre gedauert, dann kam meine Regel unregelmäßig, irgendwann sechs Monate gar nicht, dann wieder drei im Rhythmus. Dann war ganz Schluss. Und obwohl das Ausstottern meiner Periode ja Vorzeichen genug war, hatte ich, als es so weit war, das Gefühl, nicht vorbereitet zu sein. Den Verlust meiner Fruchtbarkeit und das sichtbare Älterwerden erlebe ich nach wie vor als große Kränkung. Manchmal stehe ich fassungslos vorm Spiegel und erkenne mich fast nicht wieder.

Was passiert da mit mir? Die Haut an meinem Körper wird faltig, mein Bauch ist nicht mehr straff, selbst meine Arme, die mir immer so gut gefallen haben, möchte ich nicht mehr vorzeigen. Und was, bitte, macht man mit ergrauenden Schamhaaren? Abrasieren? An meinem Körper gibt es inzwischen keine einzige Stelle mehr, die ich wirklich schön finde.

Immer wieder überfällt mich dieses plötzliche Schamgefühl: am Strand zum Beispiel, wenn ungefähr alle um mich herum jung und hinreißend aussehen, und überhaupt im Sommer, wenn ich Frauen in entzückenden Trägerkleidchen sehe und weiß: So was werde ich nie wieder tragen. Oder im Bett mit meinem Freund … Wie ich erstarrt bin, als er mal zu Beginn unserer Beziehung fragte: »Müssen wir nicht langsam mal über Verhütung reden?« Es dauerte quälende Minuten, bis ich den Satz über die Lippen brachte: »Nö, nicht nötig, ich kann nicht mehr schwanger werden.« Er ist Mitte 40, und ich glaube, er hatte noch nie darüber nachgedacht, dass Verhütung irgendwann überflüssig wird. Fand er aber super. Er hat auch kein Problem mit meinem Körper. Aber ich mit seinem, weil er mir so makellos erscheint. Das scheint mir auch schon wieder ein Grund zu sein, sich zu schämen: Wenn man als Frau lieber mit einem schönen, jüngeren Mann schläft als mit einem ramponierten Gleichaltrigen, steht man schnell da wie eine notgeile Alte. Männer hingegen tun das im umgekehrten Fall völlig unbeschwert.

Mit meinem Erleben fühle ich mich ziemlich allein. Denn ich habe das Gefühl, als dürfe man noch nicht mal aussprechen, was für eine große Erschütterung das alles ist. Die Geschichte, auf die man sich bezüglich der Wechseljahre verständigt hat, ist, wie die von den Bienchen und den Blümchen, eine totale Verharmlosung. Nur, dass statt von süßem, körperlosem Sex hier das Märchen vom süßen, körperlosen Altern erzählt wird: dass diese Lebensphase einen Gewinn darstelle, einen Prozess der Reifung, ein Ende, aber eben auch einen Anfang und einen Aufbruch. Da wird in der Öffentlichkeit ein Zuckerguss drüber gekippt, damit wir es irgendwie schaffen, der Scham zu entkommen. Ich frage mich, ob manche Frauen das so verinnerlicht haben, dass sie da gar nicht mehr hindenken, wie schmerzlich diese Zeit des Wechsels ist oder zumindest phasenweise sein kann.

Als ich im Sommer vorletztes Jahr mal bei einem Ausflug mit drei Frauen im Auto saß, die ich noch nicht so gut kannte, kam das Thema Älterwerden auf, und jede einzelne schwärmte davon, wie gelassen sie jetzt sei und wie super sie das alles finde. Ich hörte mir das an und sagte: »Echt jetzt? Ich finde es grässlich, nicht mehr jung und umwerfend zu sein.« Die drei guckten mich an, als hätte ich laut gerülpst, es war fast lustig.

Wenn man sich überhaupt über die Wechseljahre austauscht, wird das Thema auf körperlicher Ebene abgehandelt. Dann ist die Rede von Hitzewallungen und Schlaflosigkeit, vielleicht von Stimmungsschwankungen, aber eben nicht von so negativen Gefühlen wie der Scham. »Ich hab in diesem Meeting so geschwitzt, dass ich am liebsten im Boden versunken wäre« – so einen Satz habe ich einfach noch nicht gehört. Dabei ist es genau das, worüber wir miteinander reden müssten. Zumal das Älterwerden für unsere Generation noch härter geworden ist als für unsere Mütter – denen war es wenigstens irgendwie noch erlaubt. Heute wird so getan, als müsste der körperliche Verfall nicht sein. Wer genug Zeit und Geld in Sport, Botox und sonstige Optimierungsmaßnahmen investiert, kann sich ja mit 70 noch anmutig halten, ohne Falten lächeln und auf gebräunten Beinen stehen, unter deren Haut sich die Muskulatur abzeichnet. Solche Frauen sieht man in den teuren Gegenden der Stadt ... aber man sieht auch solche, die es übertreiben. Der Grat ist schmal. Es darf nicht angestrengt und bemüht aussehen, das wäre dann schnell wieder unsexy. Es ist vollkommen absurd – und durch und durch frauenfeindlich.

Und genau deshalb werde ich jetzt, mit Mitte 50, nicht plötzlich anfangen, meinen Lebensstil dem Aussehen unterzuordnen, das kommt für mich schlicht nicht infrage. Ich muss da durch, wie alle anderen Frauen auch. Es ist ein Schmerz, aber er ist auszuhalten. Zu meiner großen Freude bin ich nicht unsichtbar geworden und laufe mit meinem Körper und meinem Sexappeal immer noch sehr vergnügt durch die Welt. Ich flirte gern, ich liebe es, tanzen zu gehen und zu feiern und ich freue mich über gute Begegnungen mit Männern. Sex war mir immer schon wichtig, und er ist es bis heute. Meine Körperlichkeit ist genauso ausgeprägt wie früher, davon ist nichts verloren gegangen.

Alles über Hormone

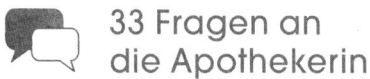 33 Fragen an
die Apothekerin

Für dieses Kapitel habe ich alle Fragen zu Hormonen gesammelt,
die mir im Lauf der letzten zwei, drei Jahrzehnte untergekommen
sind. Einige habe ich mir selbst bereits als Studentin gestellt, und
es hat mir besonderen Spaß gemacht, diese jetzt endlich ausgie-
big zu recherchieren. Andere sind mir von Leserinnen und Kolleginnen gestellt worden, in den vielen Jahren als Medizinredakteu-
rin bei Frauenzeitschriften. Oder von Freundinnen, die ja schon
lange wissen, dass ich mich mit dem Thema Frauengesundheit
beschäftige. Und wieder andere haben sich im Beratungsgespräch
ergeben, während ich hinter dem Apothekentresen stand.

1. Was sind Östrogene, und wofür sind sie im Körper da?

Östrogene sind DIE weiblichen Geschlechtshormone. Wenn sie
mit Beginn der Pubertät im Körper zirkulieren, verändert sich dieser: Die Brüste wachsen, und unter der Haut »entstehen Fettde-
pots unter Ausbildung der typisch weiblichen Körperformen«. So
profan sagt der *Mutschler*, das wichtigste Lehrbuch über Arzneimittel, womit ein Mädchen erst mal zurechtkommen muss. Östrogene sorgen dafür, dass sich die Gebärmutter Monat für Monat
mit einer üppigen Schleimschicht auf das befruchtete Ei vorbereitet und der Schleimpfropf im Gebärmutterhals durchlässig wird
für Spermien. Sie ziehen also die Strippen bei der Fortpflanzung.

Unsere Östrogenfabriken sind die Eierstöcke. Von allein tun die aber nix, sondern sie reagieren. Und zwar auf FSH, das »follikelstimulierende Hormon« aus der Hypophyse, einer Drüse tief im Gehirn. Es stimmt also, dass unser wichtigstes Fortpflanzungsorgan zwischen den Ohren sitzt.

Genau genommen ist es die Hülle des heranreifenden Follikels, die auf das FSH reagiert und die Östrogenproduktion anwirft – also die Hülle des Eis, das auserkoren ist, als nächstes in den Eileiter zu »springen«. Bei diesem Sprung zerplatzt die Hülle, und die Fabrik stellt um: auf die Produktion von Progesteron (siehe Frage 2), das die zweite Zyklushälfte steuert.

Lange hat man gedacht, dass Östrogene nur für die Fortpflanzung wichtig sind, aber weit gefehlt: Östrogenrezeptoren, in die Östradiol und die anderen Östrogene passen wie ein Schlüssel ins Schloss, sitzen fast überall im Körper. Noch dazu gibt es nicht nur eine Art, sondern »alpha«- und »beta«-Typen. Welche Rezeptoren wie genau verteilt sind, ist bei jeder Frau anders – das dürfte einer der Gründe sein, warum jede ihre ganz persönliche Wechseljahresgeschichte erzählen kann.

Östrogene leisten Aufbauarbeit am Knochen, sie sorgen für mehr Rezeptoren des Glückshormons Serotonin und machen gute Laune. Sie haben eine günstige Wirkung auf den Blutzuckerspiegel, er steigt mit Östrogenen unter anderem weniger an nach einer Mahlzeit. Sie stellen die Gefäße auf »weit« und bringen die Leber dazu, mehr vom guten HDL- und weniger vom schlechten LDL-Cholesterin herzustellen, darum haben Frauen über einen langen Zeitraum hinweg weniger mit Herz-Kreislauf-Problemen zu tun als Männer. Sie fördern aber auch die Blutgerinnung, daher das Thromboserisiko unter Östrogentabletten, wie wir es schon von der Pille kennen.

Im Körper wird Wasser eher eingelagert, wenn viel Östrogen da ist. Darum kann das Hormon die Haut aufpolstern, aber auch zu

Brustspannen führen. Und dass Frauen mit Babybauch so tolles, volles Haar haben, liegt natürlich auch am Östrogen, das in der Schwangerschaft den Körper flutet und die Haarfollikel schützt. Nach der Entbindung fallen dann oft auffallend viele Haare aus, und alles geht zurück auf die genetisch festgelegte Haarpracht.

Alles in allem kann man sagen, dass Östrogene im Körper an sehr, sehr vielen Stellen mitmischen – und man darum gerade in der Wechselzeit immer auch an diese Hormone denken sollte, ganz egal, wo es gerade zwickt. Außer vielleicht bei der Lust auf Sex. Denn einen großen Einfluss auf das Sexualverhalten von Frauen haben Östrogene nicht. Da scheinen andere Dinge viel, viel wichtiger zu sein: die Beziehung zum Sexualpartner und die Müdigkeit zum Beispiel, aber auch das Testosteron, das wir vor allem als männliches Geschlechtshormon kennen (siehe Frage 24).

Oft ist auch von Estrogenen mit »E« die Rede, das kommt aus dem Englischen. Man kann beides sagen. Östrogen (Estrogen) ist dabei nur ein Oberbegriff, der Körper kann mehrere Östrogene bilden: Östradiol (oder eben Estradiol, chemisch korrekt: 17-beta-Östradiol, oft auch kurz E2 genannt), das am stärksten wirkt und darum am wichtigsten ist, außerdem Östriol (E3) und Östron (E1). Die jeweiligen drei Moleküle sind sich sehr ähnlich, sie bestehen alle aus denselben vier Ringen und haben nur jeweils andere Anhängsel. Man muss schon ganz schön genau hingucken, um die Unterschiede zu sehen.

Östradiol ist wie ganz viele Botenstoffe des Körpers nur kurz wirksam. Wenn man es in die Blutbahn spritzt, ist schon nach 50 Minuten die Hälfte wieder abgebaut. Als Tablette ist es auch nicht besonders geeignet, weil ein guter Teil dessen, was durch den Magen geht, schon in der Leber umgebaut wird – bevor es überhaupt im Blutkreislauf ankommt (siehe Frage 20). Um genau das zu vermeiden, sind zum Beispiel die Östrogene der »Pille« chemisch etwas anders aufgebaut als die natürlichen Hormone.

2. Und Gestagene?

Gestagene sind die Partner der Östrogene beim großen Projekt Fortpflanzung. Sie bestimmen die zweite Zyklushälfte und bauen die vom Östrogen stimulierte Schleimhaut in der Gebärmutter so um, dass alles da ist, um ein befruchtetes Ei optimal zu versorgen. Mir gefällt das Bild, das die Hamburger Gynäkologinnen und Hormonspezialistinnen Anneliese Schwenkhagen und Katrin Schaudig dafür verwenden: Östrogene sind die Maurer, Gestagene die Klempner beim Nestbau. Wenn dann ein befruchtetes Ei eingecheckt hat, sorgt Progesteron – anders als bei den Östrogenen spielt im Körper eigentlich nur ein Gestagen, das Progesteron, eine Rolle – dafür, dass die Schwangerschaft aufrechterhalten wird. Schon der Name »Gestagen« leitet sich übrigens von der Funktion ab, »gestatio« ist im Lateinischen das Tragen bzw. die Schwangerschaft. Gebildet wird Progesteron in erster Linie vom Gelbkörper – das ist die zur Gestagenfabrik umgebaute Eihülle nach dem Eisprung.

Aber wie immer hat auch dieser körpereigene Botenstoff mehr als eine Wirkung: Progesteron erhöht die Körpertemperatur (auf diesem Effekt beruht die natürliche Familienplanung nach der Temperaturmethode), vermindert die Durchblutung der Haut und reduziert die Schmerzempfindlichkeit. Wenn es an den Kortisolrezeptor andockt, kann das Stresshormon Kortisol das nicht mehr tun, darum hat es eine entspannende Wirkung. Zum Ende des Zyklus fällt der Progesteronwert wieder ab, worauf manche Frauen mit Migräne reagieren. (Das sind die Frauen, deren Kopfschmerzen gleich zu Beginn der Wechseljahre nachlassen, siehe nächster Absatz. Diejenigen, die auf Schwankungen des Östrogenspiegels reagieren, müssen erst mal mehr Migräne aushalten, bevor es nach dem Wechsel auch für sie besser wird.)

Im Klimakterium macht Progesteron meist als Erstes Probleme. Denn wenn es nur noch unregelmäßig zum Eisprung kommt, entsteht auch nur noch unregelmäßig eine Progesteronfabrik, und die Werte sinken. Damit verändert sich das Östrogen-Gestagen-Verhältnis zugunsten der Östrogene, das nennt man Östrogendominanz. Wie bitte, zu *viel* Östrogen in den Wechseljahren? Ja, und das habe ich ganz lange nicht begriffen: Nicht alle Wechseljahresbeschwerden können mit zu wenig Östrogen erklärt werden, im Gegenteil, erst mal ist es im Verhältnis zu viel – auch, weil es rund um die letzte Blutung zu sehr, sehr hohen Östradiolwerten kommt, sie schwanken enorm.

Mögliche Effekte dieser Östrogendominanz bzw. des Gestagenmangels sind zum Beispiel ganz starke Blutungen, Brustspannen und Schlafprobleme – typische frühe Wechseljahresbeschwerden. Denn Progesteron (genauer gesagt eines der Abbauprodukte, das entsteht, wenn man Progesteron in Tablettenform zu sich nimmt) ist ein absolut erstklassiges Schlaf- und Beruhigungsmittel, man könnte sagen, Betäubungsmittel: Es dockt an dieselben Rezeptoren an wie zum Beispiel Valium, an die so genannten GABA-Rezeptoren, nur viel stärker (zehnfach, habe ich auf der letzten Jahrestagung der Deutschen Menopause Gesellschaft gehört). Mit Progesteronkapseln schläft man tief und fest, und der Effekt scheint umso größer zu sein, je ausgeprägter das Schlafdefizit ist. Besonders gebeutelten Frauen kann das Hormon zu einer regelrechten Schlafkur verhelfen. Darum soll man es immer abends nehmen, sonst könnte es passieren, dass man am Schreibtisch schlafend zusammen sinkt. Und am besten an einem Freitag starten, um zu gucken, wie man reagiert.

Und bringen solche Kapseln auch was gegen Hitzewallungen? Ja, auch Progesteron reduziert Schweißattacken, nicht nur Östrogene können das. Wie genau Hitzewallungen entstehen, weiß man übrigens bis heute nicht. Es sieht aber so aus, als würden vor allem schwankende Hormonwerte das Temperaturregulierungszentrum im Gehirn durcheinanderbringen, worauf der Körper reagiert, indem er die Blutgefäße der Haut auf ganz weit stellt, um Wärme abzugeben. Wenn man Gestagene zu hoch dosiert, drohen unter anderem Stimmungsschwankungen.

3. Wenn die Östradiolwerte nach der Menopause sinken, sind dann alle Frauen über 50 Mangelwesen?

Nein. Sonst wären ja alle Mädchen vor der Pubertät und sämtliche Männer auch Mangelwesen, sie haben ebenfalls niedrige Östrogenspiegel (siehe Kasten S. 48). Und so viel niedriger als in der ersten Zyklushälfte sind die Werte bei älteren Frauen gar nicht zwangsläufig. Auch wenn wir noch vor nur ein paar Generationen unsere Wechseljahre kaum überlebt haben, weil wir im Schnitt gerade mal kurz über vierzig Jahre alt geworden sind, ist die geringere Östrogenmenge bei den nicht mehr jungen Frauen natürlich keine Krankheit. Man kann sehr gut damit leben und sehr alt damit werden. Medizinisch betrachtet kann also von Mangel keine Rede sein, anders als wenn die Schilddrüse keine Schilddrüsenhormone produziert, oder die Bauchspeicheldrüse kein Insulin.

Ich bin da mehr bei Susan Love (sie heißt wirklich so), einer US-Brustchirurgin und Frauengesundheitsaktivistin, die sagt, man könne es auch umgekehrt sehen: das Klimakterium als das Ende eines Zuviels an Östrogen, eines übermäßig hohen Spiegels, der uns zufrieden und willig macht, unsere höchstpersönlichen

Bedürfnisse wie schlafen, beruflich vorankommen oder einfach mal auf dem Sofa sitzen bleiben jahrzehntelang zurückzustellen. Ohne Östrogenflut wären wir womöglich nicht in der Lage, schreiende Babys um Mitternacht und dann noch mal morgens um fünf zu versorgen, und jahrelang mit solchen kaputten Nächten zu leben. Wir hätten längst aufgegeben, dem Nachwuchs das Anziehen oder das Essen mit Messer und Gabel beizubringen, oder dass man anderen im Sandkasten nicht die Schaufel über den Kopf zieht und eine erste Liebe nicht per WhatsApp beendet.

Die Phase des Versorgens und der Erziehung hält beim Menschen nämlich verdammt lange an, länger als bei jedem anderen Säugetier. Um durchzuhalten, haben wir die hormonelle Unterstützung. Aber damit muss irgendwann Schluss sein, denn wenn wir Frauen bis zum letzten Atemzug menstruieren würden, hätten unsere letzten Kinder zwangsläufig schlechte Karten. Wir würden sie hilflos zurücklassen.

Ich finde es am Ende des Tages auch total frauenfeindlich zu sagen: Dir fehlt was, das musst du ersetzen, um eine ganze Frau bleiben zu können. Das ist zum Beispiel die Sicht des Gynäkologen Robert A. Wilson, der in den 1960er-Jahren, finanziell massiv unterstützt von den großen Herstellern der Hormonpräparate, die Hormonersatztherapie in den USA etablierte und gewaltig förderte. Frauen, die sich entschieden hatten, auf natürliche Weise zu altern, waren für ihn entweiblichte, morschknochige, überspannte, depressive Kastratinnen, die sich damit begnügten, vor sich hin zu vegetieren, anstatt zu leben. Das sind nicht meine Worte, sondern die von Marina Benjamin in ihrem Buch *Zwischenzeiten* – dringende Leseempfehlung für alle, die mehr über den Siegeszug der Hormontherapie im letzten Drittel des 20. Jahrhunderts wissen wollen. So gut recherchiert habe ich die Geschichte der HRT noch nie gelesen, das nur kurz nebenbei. Das

Ende dieser Bewegung führte an die 40 Jahre später der Abbruch der WHI-Studie herbei, wie ich ihn auf S. 33 geschildert habe. Es folgte eine massive Verunsicherung der Frauen und der Frauenärzt*innen, von der wir uns noch immer nicht ganz erholt haben.

Welche Werte sind normal?

Frauen in der ersten Zyklushälfte haben etwa 25 bis 95 Nanogramm Östradiol pro Liter im Blutserum. Der Wert steigt während des Eisprungs auf 75 bis 570 und fällt in der zweiten Zyklushälfte auf 60 bis 250 ab. Bei Frauen in der Postmenopause (deren letzte Blutung mindestens ein Jahr zurückliegt) sind es weniger als 45 Nanogramm pro Liter, bei Männern zwischen zwölf und 42, bei Kindern vor der Pubertät liegt der Wert unter 30. Ein Nanogramm ist übrigens ein Tausendstel Mikrogramm, Millionstel Milligramm oder Milliardstel Gramm. Ziemlich wenig also, man begreift sofort, wie stark wirksam Östradiol ist. Was noch auffällt: Die Spanne der Normwerte ist groß – wie viel Östradiol also bei jedem von uns zirkuliert, ist individuell sehr verschieden.

4. Wie üblich ist eine Hormonersatztherapie (HRT)?

Als ich in den Neunzigerjahren in der Apotheke anfing, war die HRT die absolute Norm. Wenn eine Frau um die 50 oder darüber den Laden betrat, war fast schon klar, was auf ihrem Rezept stand: Presomen, das damals typische Präparat, das aus Stutenurin gewonnen wurde (siehe Frage 8). Damit war schlagartig

Anfang der 2000er-Jahre Schluss, nach dem Abbruch der WHI-Studie. Und auch die von den WHI-Autoren viele Jahre später geforderte Neubewertung ihrer damaligen Daten änderte nicht viel: Im Jahr 2017 erhielt nur noch jede 15. erwerbstätige Frau zwischen 45 und 65 Jahren ein Hormonpräparat.

Das sind natürlich sehr wenige. Man muss davon ausgehen, dass es viel, viel mehr Frauen mit starken Wechseljahresbeschwerden gibt – sie betreffen ungefähr ein Drittel, das ist so eine Faustregel –, als solche, die Hormone nehmen. Die Angst vor Brustkrebs und Schlaganfall ist offenbar so groß, dass auch diese Frauen vor einer Hormonbehandlung zurückschrecken. Dabei ist sie das unumstritten beste Mittel gegen Hitzewallungen, oder auf Leitlinien-Deutsch (zur Leitlinie siehe S. 32): die »effektivste Behandlung vasomotorischer Beschwerden«. Hormone können einer gebeutelten Frau innerhalb von Tagen ihr altes Ich zurückgeben, sie von Schweißausbrüchen, Gelenkschmerzen und dem Gefühl, nicht sie selbst zu sein, befreien. Dafür allein muss man sie feiern.

Ich glaube nur, dass die Zahlen von 2017 nicht widerspiegeln, was sich zur Zeit in dieser Sache tut. Mein Eindruck ist nämlich, dass das Pendel gerade sehr deutlich in die Gegenrichtung schwingt. Natürlich gibt es nach wie vor diejenigen Frauen, die Hormone schlichtweg nicht nehmen wollen oder es auch nicht dürfen, (fast) egal, wie schlecht es ihnen geht. Einerseits. Andererseits gibt es die Frauen, die sagen: Das soll jetzt aufhören mit der Hitze, und zwar schnell. Dazu gehören offenbar auch Deutschlands Gynäkolog*innen: Nach einer Umfrage von 2012, für die der Hamburger Frauenarzt Prof. Kai J. Bühling einen Fragebogen an nahezu 10 000 niedergelassene Kolleg*innen verschickte, verordnen sich 96 von 100 Frauenärztinnen Hormone, und sogar 98 Prozent der männlichen Befragten tun dies für ihre Partnerinnen. Allerdings muss man vielleicht ergänzen, dass nur ein Drittel der angeschriebenen Gynäkolog*innen den Bogen auch zurückschickten, und das waren vielleicht gerade diejenigen, die damals fanden, die HRT stehe zu Unrecht in der Kritik.

Ich denke aber, dass es mindestens noch eine dritte Gruppe gibt, und das sind diejenigen, für die es einfach dazugehört, mit jugendlich viel Östrogen zu leben. Die sicher sind, damit etwas für ihre Gesundheit, ihr Wohlbefinden und ihre Sexualität zu tun. Man könnte sagen: die nicht mitmachen wollen dabei, postmenopausal zu sein. Und es gibt genug Studien, mit denen sich eine präventive Kraft der HRT belegen lässt, auch wenn sie in der Aussagekraft nicht mit den großen Übersichtsarbeiten zu vergleichen sind (siehe Frage 10). Bei Diabetes, Osteoporose und Darmkrebs – gerade die ersten beiden sind Riesengesundheitsthemen für Frauen – bescheinigt sogar die WHI-Studie (siehe S. 32) einen schützenden Effekt. Aber genau diese Erhebung hat doch gezeigt, dass Hormone insgesamt mehr schaden als nutzen? Ja, aber die Teilnehmerinnen damals waren vergleichsweise alt, und es wurden andere Wirkstoffe gegeben als heute üblich; ganz abgesehen davon, dass es damals noch keine Hormonpflaster oder -gels gab (siehe Frage 20).

Es ist fast wie bei den Botoxspritzen und den Hyaluronfillern: Für eine bestimmte Bevölkerungsgruppe gehören Hormone einfach dazu. Die Gesellschaft entwickelt sich auch bei der Frage »Hormone, ja oder nein?« auseinander, ist mein Eindruck. Mir scheint das wie die »Kaffee oder Tee?«-Frage zu sein, wie Bioladen oder Feinkosttheke, und ich will da überhaupt nicht Partei ergreifen. Hauptsache, man kümmert sich um sich selbst.

5. Warum steht in meinem Beipackzettel, dass ich die Östrogentabletten nur einnehmen darf, wenn mir die Gebärmutter entfernt wurde?

Solche Hinweise kann man nur mit dieser Info verstehen: Frauen, die noch alle Organe haben, brauchen zusätzlich zu einem Östrogen ein Gestagen, wenn sie ihre Wechseljahresprobleme hormonell behandeln möchten. Frauen ohne Gebärmutter dagegen kommen allein mit einem Östrogen zurecht. Denn unter dem Einfluss von Östrogen wächst die Gebärmutterschleimhaut ... und wächst (siehe Frage 1) ... und entartet womöglich zu einem Krebs. Genau das kann ein Gestagen verhindern, und nur darum gehört es normalerweise zu einer HRT dazu. Aber wo keine Schleimhaut ist, muss man sie auch nicht schützen. Und das – also eine HRT ohne Gestagen – ist laut WHI-Studie und den anderen großen Übersichtsarbeiten mit weniger Risiken verbunden als die Kombination, auch bei den Angstmachern Brustkrebs und Herz-Kreislauf (dazu mehr in Frage 14). Keine Gestagene, das kommt für Frauen, die noch all ihre Organe haben, aber leider nicht infrage. Darum die Hinweise in den Beipackzetteln der Östrogenpräparate – oftmals steht da auch, dass Frauen mit Gebärmutter zusätzlich ein Gestagen brauchen, das ist etwas weniger verwirrend, finde ich.

Dennoch liest sich auch dieser Hinweis schräg, schließlich kommt doch jedes gesunde Mädchen mit einer Gebärmutter auf die Welt, und warum sollte man sie entfernen? So denken wir heute. Aber lange Jahre war es sehr üblich, die Gebärmutter herauszuoperieren, wenn denn die Familienplanung abgeschlossen war und das Organ Schmerzen oder sonstigen Kummer machte. Und das kann es, etwa wenn die Gebärmutterschleimhaut schmerzhaft mit der Gebärmutterwand verwachsen ist, ein Myom, ein gutartiger Muskelknoten, darin gewachsen ist, das

Organ seine Lage im Körper verändert oder überirdisch stark blutet. Zum Glück hat sich heute die Überzeugung durchgesetzt, dass auch eine Gebärmutter in Rente ein erhaltenswertes Organ ist, allein schon als Halteapparat. Sofern nicht Krebs das Problem ist, wird viel seltener operiert, die Eingriffszahlen sinken seit Langem. Es sind also vor allem ältere Frauen, die ohne Gebärmutter leben – genau die Generation, die in den 1980ern und 1990ern in den Wechseljahren war und in die großen Studien wie die sogenannte WHI-Studie aufgenommen wurde.

6. Was sind bioidentische Hormone, und sind sie besser?

Bioidentische Hormone, auch gern mal natürliche Hormone genannt, sind exakt baugleich mit den Molekülen, die von Natur aus im Körper zirkulieren. Bei den weiblichen Sexualhormonen sind das die Östrogene Östradiol, Östriol und Östron sowie das Gestagen Progesteron (siehe Fragen 1 und 2). Es gibt also kein künstliches Progesteron, sondern nur künstliche andere Gestagene, etwa Levonorgestrel oder Norethisteron. Bioidentische Hormone werden gewonnen, indem man aus bestimmten Yamswurzeln einen Inhaltsstoff löst. Dieser Stoff, das Diosgenin, hat bereits die erwähnten komplizierten vier Ringe und muss dann in der Fabrik nur noch geringfügig umgebaut werden, bis er mit dem jeweiligen natürlichen Vorbild zu 100 Prozent übereinstimmt.

Der pflanzliche Ursprung des Moleküls ist dabei aber nicht der entscheidende Unterschied zu den ansonsten üblichen künstlichen Östrogenen und Gestagenen. Für die braucht man ebenfalls erst mal gaaaanz viele Yamswurzeln. Denn es ist für jedes pharmazeutische Unternehmen viel leichter, auf die Natur zurückzugreifen, als das Grundgerüst Diosgenin selbst zu synthetisieren, eben weil die Sexualhormone ganz schön komplizierte Moleküle sind. Wenn man sie im Reagenzglas herstellen würde, hätte man reichlich Nebenprodukte für die Tonne. Da nutzt man besser die Spezialisten aus der Natur, also Enzyme, die bei der Diosgeninherstellung unheimlich präzise arbeiten.

Der Unterschied ist vielmehr, dass bei den künstlichen bzw. herkömmlichen Hormonen das Diosgenin zu einem Molekül umgebaut wird, das eben nicht zu 100 Prozent mit der körpereigenen Vorlage übereinstimmt. Genau solche Abweichungen vom Vorbild aus der Natur sind ein ganz wichtiger Aspekt bei der Entwicklung von Arzneistoffen. Denn anders als das Original wird so ein Wirkstoff ja nicht bereits im Körper produziert und vor Ort ins Blut abgegeben. Er muss erst mal dorthin kommen. Aber womöglich geht er schon in der Magensäure kaputt, oder er wird in der Leber umgebaut, bevor er überhaupt in die Blutbahn gelangt.

Östrogene werden ganz allgemein schnell abgebaut, wenn sie erst mal im Körper sind (siehe Frage 1). Da lag es nahe, Varianten zu suchen, die länger wirken – wie etwa das Ethinylestradiol, das in ganz vielen Verhütungspillen steckt. Beim Progesteron gestaltete sich die Verabreichung über geraume Zeit hinweg besonders schwierig. Das konnte man lange nur spritzen, weil als Tablette genommen kaum etwas davon im Blut ankam. Daraufhin wurden künstliche Gestagene entwickelt, die geschluckt werden können.

Erst viel später kam man drauf, dass man Progesteron auch mikronisieren kann, um es dem Körper verfügbar zu machen, auch über Magen und Darm: Je kleiner ein Teilchen, desto größer anteilig seine Oberfläche, und viel Kontaktfläche zwischen Arzneistoff und Körper erleichtert die Aufnahme. Und erst in den 1980er-, 1990er-Jahren ging es langsam los mit Progesterontabletten bzw. -kapseln. Das war leider viel zu spät, um in den wirklich großen Studien zur Hormonersatztherapie zur Anwendung zu kommen. Und auch wenn heute viele kleinere Untersuchungen darauf hinweisen, dass die bioidentischen Hormone weniger Risiken mitbringen als die künstlichen, weiß man es nicht ganz genau.

Was man aber mit Sicherheit sagen kann, ist, dass die bioidentischen Hormone in den letzten Jahren beliebter geworden sind: Unter den Frauen, die sich behandeln lassen, bekam 2014 jede fünfte bioidentische Hormone, nur vier Jahre später waren es 39 Prozent – ein Anstieg von plus 95 Prozent. Hintergrund dürfte der allgemeine »Zurück zur Natur«-Trend sein, das Gefühl, von einer Behandlung »frei von Chemie« zu profitieren. Dieser Gedanke ist total nachvollziehbar. Nur leider ist es nicht so, dass natürliche Substanzen nicht schaden können. Auch für die körpereigenen gilt, dass die Dosis das Gift macht, das ist so ein Pharmazeutenspruch, der auf den mittelalterlichen Arzt Paracelsus zurückgeht. Zu viel kann sehr problematisch sein, das weiß jeder mit einer Schilddrüsenüberfunktion oder zu viel Wachstumshormonen, genau wie alle Diabetiker höllisch aufpassen müssen, dass sie sich nicht zu viel Insulin spritzen. Darum sind auch die naturidentischen Hormone selbstverständlich rezeptpflichtig.

7. Braucht man für Salben, die Apotheken anmischen, auch eine Verordnung?

Ja, die Rezeptpflicht gilt für alle Arzneien mit Geschlechtshormonen. Die Hormoncremes und -gels aus der Apotheke sind nicht sanfter, auch wenn das manchmal so erscheint. Natürlich sind sie individuell auf die Patientin abgestimmt und entsprechend dosiert, und nicht selten stammen die Verordnungen von Gynäkolog*innen, die sich auf individuelle

Hormonersatztherapien spezialisiert haben. Aber individuell abgestimmt sollte auch jede HRT mit einem Fertigarzneimittel sein, die Auswahl ist groß genug.

Ich finde es natürlich eine super Sache, dass Apotheken Wirkstoffkombinationen bzw. Dosierungen herstellen können, die es ansonsten nicht gibt. Das ist ein Segen, gerade bei Arzneien für Kinder oder in ganz speziellen Situationen – die Salbe zum Beispiel, die der Hals-Nasen-Ohren-Arzt allen aufschreibt, denen er die Nasenscheidewand richtet. Aber solche Rezepturmedikamente sind nicht den langen Weg der Arzneimittelsicherheit gegangen, den ein Fertigpräparat hinter sich hat, wenn es in meinem Arzneischrank ankommt.

Eine in der Apotheke angemischte Creme ist nicht zulassungspflichtig, hat also nicht in aufwendigsten Studien unter Beweis stellen müssen, dass sie mehr nutzt als schadet, um das Okay der zuständigen Behörden zu bekommen. Sie ist nicht unter den extrem hohen Auflagen für die Fertigarzneimittelproduktion hergestellt worden. Das Arzneimittelgesetz regelt genau, wie in der Fabrik mit extrem viel Aufwand und mehreren doppelten Böden verhindert wird, dass ein Medikament beim Verlassen des Werks beispielsweise zu viel oder zu wenig Wirkstoff enthält. Darum würde ich da, wo es möglich ist, Fabrikware vorziehen. Mal abgesehen davon, dass dann auch die gesetzlichen Krankenkassen die Hormonersatztherapie zahlen.

8. Was sind equine Östrogene?

Das sind Östrogene, die aus dem Harn trächtiger Stuten gewonnen werden. Was sich in den Ohren einer heute 50-Jährigen vollkommen irre anhört, war über viele Jahre hinweg der gängige Weg, Östrogene zu gewinnen. Vor allem in den USA haben Millionen und

Abermillionen von Frauen Östrogene aus Stutenharn genommen, und ungezählte Stuten haben dafür dauerschwanger in Ställen gestanden, mit Katheter in der Harnblase. Stuten scheiden übrigens ein Gemisch verschiedener Östrogene aus, und an den einzelnen Komponenten hängen dabei noch andere Moleküle. Deswegen werden die Pferdehormone auch »konjugierte Östrogene« genannt, die einzelnen Wirkstoffe heißen zum Beispiel Natriumestronsulfat oder Natriumequilinsulfat. Zum Glück ist das alles zumindest weitgehend Geschichte, es gibt nur noch einzelne Präparate auf dem Markt. Längst werden Sexualhormone halbsynthetisch aus der Yamswurzel oder aus Soja hergestellt (siehe Frage 6). Die equinen Östrogene sind aber dennoch bis heute ein Maßstab, denn genau diese Östrogene haben alle Frauen in der WHI-Studie genommen.

9. Soll ich Hormone nehmen?

Diese Frage kann Ihnen nur genau eine einzige Person beantworten: Sie selbst. Es gibt kein Richtig und kein Falsch. Mein Eindruck ist, dass es bei den Hormonen erst mal nicht anders ist als bei anderen Arzneimitteln: Es gibt einfach Menschen, die gern Medikamente oder Nahrungsergänzungsmittel einnehmen, weil sie das Gefühl haben, grundsätzlich von ihnen zu profitieren. Und es gibt die anderen, die das nicht gern tun, die sich wohler fühlen bei dem Gedanken, dass sie alles möglichst genau so lassen, wie es ist.

Das hat erst mal überhaupt nichts mit der Diskussion um Nutzen und Risiken der HRT zu tun, und auch nichts mit Wechseljahresbeschwerden. Hitzewallungen und Co. fallen nicht nur sehr unterschiedlich stark aus, sie sind auch je nach Lebenssituation mehr oder weniger belastend. Wenn Sie krachend klimakterisch sind und kürzlich nur noch im Boden versinken wollten, weil der Schweiß Ihnen die Seidenbluse durchtränkte, während Sie mit hochrotem Kopf die Geschäftszahlen präsentierten, spricht einfach viel für eine Hormonbehandlung. Denn es gibt nichts, wirklich nichts, das Wechseljahresbeschwerden so gut behebt wie Östrogen. Und sogar der Tempel der evidenzbasierten Medizin, die Cochrane Collaboration (siehe S. 35), bezeichnet die absoluten Risiken einer möglichst kurzen und niedrig dosierten Hormonersatztherapie in ihrer letzten Übersichtsarbeit als »klein«. Der Nutzen für Sie ist dagegen groß.

Wenn Sie sich gut fühlen, spricht sehr viel dagegen, auch wenn es Ärzt*innen gibt, die das anders sehen (siehe Frage 4). Denn genau das hat sich verändert seit 2002: Während die Hormone in den 80er- und 90er-Jahren zur Vorbeugung von Gesundheitsproblemen im Alter nach dem Gießkannenprinzip an jede Frau ausgeschenkt wurden, sind sie heute nur noch zur Behandlung vorhandener Beschwerden gedacht, möglichst kurz und möglichst niedrig dosiert. Dabei ist es so wie bei jedem Arzneimittel: Wo eine Wirkung ist, ist auch eine Nebenwirkung. Das ist eingepreist, ein völlig normaler Vorgang bei jeder Arzneimitteltherapie. Trotzdem würde man ja auch Kopfschmerzen nicht stundenlang einfach aushalten, weil man Angst vor Nierenproblemen hat, zu denen Aspirin führen kann. Es ist schließlich unwahrscheinlich, dass das Sie betrifft, schon erst recht, wenn Sie nur hin und wieder eine Tablette brauchen.

Nur, Hormone nimmt man ja viel länger. Und sie haben Auswirkungen auf zwei für Frauen besonders wichtige Bereiche: Brustkrebs und »Herz-Kreislauf«. Das Erste fürchten Frauen am meisten, am Zweiten sterben sie am häufigsten. Darum ist es so wichtig, sich mit den Risiken auseinanderzusetzen. Um entscheiden zu können: Sind die mir zu hoch? Die Quadratur des Kreises gibt es leider nicht. Wer Hormone nimmt, riskiert Nebenwirkungen. Und die sind fast immer dosisabhängig.

10. Wie groß sind die Risiken einer HRT, und welche sind es genau?

Auf jeden Fall sind sie für eine 50-jährige Frau nicht so groß wie es 2002 schien, als die WHI-Studie abgebrochen wurde. Denn wie gesagt, die Frauen, deren Daten in die damalige Erhebung eingingen, waren im Durchschnitt über 60 Jahre alt und längst raus aus den Wechseljahren, als sie die Hormone oder das Placebo nahmen. Für sie käme eine Hormontherapie heute gar nicht mehr infrage, weil Frauen in diesem Alter für gewöhnlich gar keine Wechseljahresbeschwerden mehr haben. Und sie würden auch nicht die damals verwendete Kombi bekommen, equine Östrogene (siehe Frage 8) plus Medroxyprogesteronacetat. Es sind aber immer noch die Daten, auf die sich viele beziehen, weil es einfach eine riesige, qualitativ gute Studie (eine randomisierte Doppelblindstudie, siehe S. 33) ist, an der keiner vorbeikommt. Denn so erzielte Ergebnisse sind absolut sicher bzw. zuverlässig, man spricht von einer guten Evidenz oder großen Beweiskraft.

Genau solche Studien fehlen für die verschiedenen heute zugelassenen Hormonpräparate und Applikationsformen, beklagt auch die aktuelle Leitlinie zur Menopause. Und man muss ergänzen: Für die jüngeren Altersgruppen fehlen sie auch. Nur zehn Prozent der Frauen befanden sich in der WHI-Studie (mit Östrogen- und Gestagenbehandlung) in der Altersgruppe bis zum 54. Lebensjahr, die uns heute ja am meisten interessiert. Darum ist auch leider der spätere Versuch gescheitert, aus den vorhandenen Daten wasserdichte Aussagen für jüngere Frauen zu machen, indem man nur deren Angaben auswertete: Die Ergebnisse waren nur teilweise statistisch signifikant. Es könnte also sein, dass sie nur durch Zufall so ausgefallen sind.

Wie groß die Risiken für die jüngeren bzw. heutigen Frauen sind, ist also einfach bis jetzt nicht ganz klar. Darum führe ich hier (siehe Tabelle auf S. 60) die nackten Zahlen aus einer der letzten großen Übersichtsarbeiten auf. Sie beziehen sich auf Frauen, die im Durchschnitt 61 Jahre alt waren und ein Jahr lang eine Kombination aus Östrogen und Gestagen bekommen haben. Beim ersten Blick darauf sieht man, dass nicht nur die Hormontherapie, sondern auch das Leben an sich Risiken birgt. Die stehen in der Tabelle in der linken Spalte.

Wie diese Risiken verteilt sind, war für mich damals, als es losging mit der Diskussion um die HRT, eine superinteressante Nebenerkenntnis. Mir war unter anderem absolut nicht klar, wie viele Frauen mit Blasenschwäche zu tun haben. Das Zweite, das ins Auge sticht: Insgesamt sind die Risiken nicht sehr hoch. Von der Harninkontinenz mal abgesehen sind alle Zahlen in der rechten Spalte weit unter 100. Was das Brustkrebsrisiko angeht, finde ich: 43 von 10 000 Frauen sind nicht besonders viel. Aber natürlich kann man auch andersherum draufgucken und sagen: Das Brustkrebsrisiko steigt von 34 auf 43, also um 26 Prozent! Das liest sich schon ganz anders. Und es geht eindeutig aus dieser Tabelle hervor, dass eine Hormonersatztherapie das Risiko schwerwiegender Erkrankungen erhöht. Darüber hinaus hat sie übrigens auch »ganz normale« Nebenwirkungen, die oft unter den Tisch fallen, etwa Brustspannen, Ödeme, Gelenkschmerzen und psychische Symptome.

	Von 10 000 Frauen, die ein Placebo nehmen, bekommen im Laufe eines Jahres ...	Von 10 000 Frauen, die Östrogen- und Gestagentabletten nehmen, bekommen im Laufe eines Jahres ...
... Brustkrebs	34	43
... eine koronare Herzerkrankung	34	42
... einen Schlaganfall	24	33
... eine Thrombose bzw. Embolie	22	43
... Demenz in jungen Jahren (unter 65)	22	44
... Harninkontinenz, also nasse Unterhosen	2242	3118
... Probleme mit der Gallenblase	35	56

Quelle: Diese Tabelle hat die Gynäkologin und Mitautorin der Leitlinie (siehe S. 32) Maria Beckermann erstellt, ich habe nur die Formulierungen leicht verändert. Sie geht zurück auf Tabelle 3 in einer der letzten großen Übersichtsarbeiten von 2017. Auch die WHI-Studie ist hier eingegangen.

Das bedeutet, wenn man beim Beispiel Brustkrebs bleibt: Wenn 10 000 Frauen einfach nur friedlich ihr Leben leben, bekommen im Laufe eines Jahres 34 von ihnen Brustkrebs. Wenn 10 000 Frauen ihr Leben leben und dabei Östrogene und Gestagene schlucken, bekommen 43 von ihnen diese Diagnose, also neun Frauen mehr. Nun möchte man natürlich nicht eine dieser neun Frauen sein! Aber die Wahrscheinlichkeit, dass man zu den anderen 9 991 gehört, ist viel, viel, viel größer – so groß, dass frau keine Angst haben sollte, wenn sie ihre Hitzewallungen mit Hormonen in den Griff kriegen will. Zumal, wenn man die Gefahr zu anderen Risiken ins Verhältnis setzt, die viele von uns ohne Weiteres in Kauf nehmen: Jedes kleine Glas Wein (zehn Gramm Alkohol) jeden Tag erhöht das Brustkrebsrisiko um sieben Prozent, mit zwei gut eingeschenkten Drinks zum Feierabend ist man locker beim Dreifachen und damit bei einem vergleichbaren Risiko wie dem der HRT angelangt. Ähnliches gilt für Übergewicht. Man kann sich einen Brustkrebs also auch antrinken und anfuttern.

Trotzdem wäre es jetzt falsch, das Risiko durch Hormone reflexhaft beiseite zu wischen. Denn, wie ist das in Ihrer Familie? Hatte nicht Ihre Großmutter einen Brustkrebs, Ihre Tante, oder gar Ihre Mutter? Dann ist es natürlich etwas anderes. Dann ist die Wahrscheinlichkeit, dass Sie zu den neun Frauen gehören, viel größer, ebenso wie das Risiko, dass Sie von vornherein eine der 34 Frauen sind, die auch ohne Hormone einen Brustkrebs entwickeln. Wobei im Dunkeln bliebe, ob die Hormonpräparate nun schuld waren oder nicht. Nur: Wenn es einen trifft, würde man im Nachhinein den Brustkrebs vielleicht gern wieder gegen die Hitzewallungen tauschen. Und für Frauen, die bereits einen hormonabhängigen Brustkrebs haben oder hatten, kommt eine Hormontherapie einfach nicht infrage (siehe Frage 26).

Überlegen Sie also mal: Woran haben Ihre Eltern gelitten oder tun es noch, woran sind sie gestorben? Weil viel mehr Frauen an Herz-Kreislauf-Problemen sterben als an Brustkrebs, sind die Zeilen zwei und drei so wichtig. Und hier kickt, noch mal mehr als beim Brustkrebs, der Lebensstil rein. Denn das Herz-Kreislauf-Risiko hängt massiv vom Lebensstil ab, und hier sind wir mitten drin in der Abendgestaltung: Wie viel Sport machen Sie? Wie aktiv sind Sie? Sorgen Sie für Entspannung in Ihrem Leben? Schaffen Sie fünf Portionen Obst und Gemüse am Tag? Und vor allem: Rauchen Sie? Das ist für eine Hormontherapie ganz schlecht, allein schon wegen der Thrombosegefahr. Spätestens mit Mitte 40 ist es auch Zeit, seinen Blutdruck und die Blutfette zu kennen, denn erhöhte Werte gehen mit einem wachsenden Risiko für kardiovaskuläre Zwischenfälle (also für Herzinfarkt und Co.) einher. So kann man sehen, wo man steht.

Es ist also durchaus möglich, dass Ihre Gynäkologin Sie erst mal zum Check-up beim Hausarzt schickt. Vielleicht bekommen Sie erst einen Cholesterinsenker verschrieben, bevor Sie überhaupt ein Rezept für Hormone erhalten. Der Wunsch, die Wechseljahresbeschwerden endlich in den Griff zu kriegen, könnte aber auch der Anlass sein, der kleine Impuls, den Sie brauchten, um endlich die Joggingschuhe aus dem Schrank zu holen oder sich wirklich mit dem Thema Ernährung auseinanderzusetzen. Denn gerade Blutdruck und Blutfette lassen sich oft sehr gut ohne Tabletten senken. Dazu später mehr (S. 217).

Ich bin aber noch nicht fertig mit dem Thema Herz-Kreislauf. Denn immer wieder ist zu lesen, die HRT habe auch einen kardioprotektiven Effekt, schütze also das Herz – was ja auf Anhieb überhaupt nicht mit den vermehrten Herzinfarkten aus der Tabelle oben zusammenpasst. Ein solcher Schutzeffekt wäre allerdings gar nicht überraschend, schließlich können Östrogene die Blutfettwerte verbessern und die Gefäße weit stellen (siehe Frage 1). Das sollte der gefürchteten Verengung der Blutgefäße ausgezeichnet vorbeugen, auch in den Herzkranzgefäßen, die den Herzmuskel versorgen. Wenn diese verengt sind, spricht man von koronarer Herzkrankheit, wenn sie sich verschließen, ist das der Herzinfarkt. Darum war man ja bis vor 20 Jahren von der schützenden Wirkung der HRT ausgegangen.

Die WHI-Studie fand den Schutzeffekt aber nur bei den Frauen, die das Östrogen ohne ein zusätzliches Gestagen genommen hatten, und er war auch nur schwach. Und so steht es auch heute in der Leitlinie: Eine alleinige Östrogentherapie erhöht das kardiovaskuläre Risiko nicht oder senkt es sogar. Trotzdem wird sie nicht empfohlen, um der koronaren Herzkrankheit vorzubeugen. Wegen der Risiken, vor allem der Thrombosegefahr. Denn bei ernsten Durchblutungszwischenfällen spielt eben oft auch irgendeine Art von Klumpen eine Rolle, der die Gefäße verstopft. Für die Östrogen-Gestagen-Therapie gilt das natürlich erst recht, sie erhöht ja das Risiko für koronare Herzkrankheit bzw. Herzinfarkt laut WHI, was alle überrascht und mit zum Abbruch der Studie geführt hat.

Allerdings muss man auch hier genauer hingucken: Spätere Untersuchungen haben nämlich gezeigt, dass eine HRT keinen oder nur einen geringen Einfluss auf das Herzinfarktrisiko hat, wenn sie denn in den ersten zehn Jahren nach der Menopause begonnen wird – also wie es heute üblich ist, mit etwa 50 bis 60 Jahren. Die Frauen in der WHI-Studie waren wie gesagt deutlich älter. Außerdem kann man das Thromboserisiko mit der Darreichungsform beeinflussen: Es ist deutlich niedriger, wenn das Östrogen durch die Haut kommt (siehe Frage 20). Wer massiv klimakterisch ist und endlich wieder ruhig schlafen will, sollte sich darum nicht übermäßig vor einem Infarkt fürchten, der ist in diesem Alter ohnehin noch selten. Aber die Idee, dass man dem Herzen mit einer HRT ganz einfach etwas Gutes tut, ohne Schäden befürchten zu müssen, können wir uns von der Backe putzen. Sport und eine ausgewogene Ernährung sind zwar aufwendiger als eine HRT, aber hier viel besser.

Besonders ins Auge sticht dann noch die Zeile mit der nassen Unterhose, weil es einfach so viele Frauen sind, die den Urin nicht immer halten können, und noch mal viel mehr unter der Östrogen-Gestagen-Behandlung. Harninkontinenz kann einem massiv den Spaß am Leben verhageln, spätestens wenn man sich nicht mehr aus dem Haus traut, sobald man nicht weiß, wo das nächste Klo ist. Oder nicht mehr auf die Autobahn, aus Angst, auf der Suche nach einem Rastplatz die Nerven zu verlieren. Erstaunlicherweise gilt als gesichert, dass Östrogencremes und andere Produkte, die nur vor Ort im Genitalbereich wirken, das Risiko für eine Harninkontinenz senken – also genau das Gegenteil von Östrogenen bewirken, die im Körper zirkulieren. Das kann sich zwar niemand so richtig erklären, aber so ist es bei der evidenzbasierten Medizin: Man guckt, was hinten rauskommt und sucht nicht sofort nach Erklärungen. Zu Harninkontinenz mehr ab S. 154.

Manche Risiken sind übrigens zu Beginn einer Behandlung am größten, wie das einer Thrombose, andere steigen mit den Jahren, wie das Brustkrebsrisiko (siehe Frage 14). Das Thromboserisiko hängt zudem stark von der Darreichungsform ab, also davon, ob das Östrogen durch die Haut oder durch den Magen in den Körper gelangt (siehe Frage 20). Und auch, wie lange die Auswirkungen der HRT nach dem Absetzen anhalten, ist je nach Risiko und je nach eingesetztem Wirkstoff sehr unterschiedlich. Man muss also genau hingucken und alles mit den eigenen Bedürfnissen und Voraussetzungen abgleichen. Das ist mit »individueller Hormontherapie« gemeint, und das gelingt nur im engen Austausch mit Ihrem Gynäkologen oder Ihrer Gynäkologin.

11. Gibt es auch Vorteile einer HRT?

Ja. Es gibt Krankheiten, vor denen eine Hormontherapie schützt, die habe ich hier zusammengefasst:

	Von 10000 Frauen, die ein Placebo nehmen, bekommen im Laufe eines Jahres …	Von 10000 Frauen, die Östrogen- und Gestagentabletten nehmen, bekommen im Laufe eines Jahres …
… Knochenbrüche	217	173
… Diabetes	85	71
… Darmkrebs	16	10

Quelle: siehe Tabelle auf S. 60

Diese Risikosenkungen kassieren Sie also ein, wenn Sie Hormone nehmen. Und, kommt bei Ihnen jetzt ein Gefühl auf von »Puh, ein Glück, es ist dann weniger wahrscheinlich, dass ich Darmkrebs bekomme!«? Wahrscheinlich eher nicht. So funktioniert der Mensch nicht. Lieber denkt er gar nicht an diese Möglichkeit. Darum ist es auch so unangenehm, die Tabelle auf S. 60 zu studieren. Keiner macht sich gern bewusst, dass unsere Gesundheit nichts ist, worauf wir ein Anrecht hätten.

Anders könnte es auch hier wiederum sein, wenn es Darmkrebs oder Diabetes in Ihrer Familie gibt, und Diabetes ist eine wahre Volkskrankheit. Oder wenn bei Ihrer Oma der Oberschenkelhalsbruch der Beginn ihrer Bettlägerigkeit und der Anfang vom Ende war. Osteoporose ist aus meiner Sicht eines der am meisten unterschätzten Gesundheitsrisiken. Eben weil am Ende des Lebens so oft Unabhängigkeit und Selbstbestimmtheit dadurch verloren gehen. Östrogene bieten einen erstklassigen Schutz vor Osteoporose.

Sie sind trotzdem nicht das Mittel der Wahl, eben wegen der hässlichen Tabelle mit den Schäden durch HRT. Zu viele Risiken, die andere Mittel nicht haben. Mehr zu Osteoporose ab S. 202.

12. Nehmen jetzt nur noch Frauen mit akuten Wechseljahresbeschwerden Hormone?

Nein, siehe Frage 4. Zwar gilt allgemein die Empfehlung »so kurz wie möglich, so wenig wie nötig«, die letztlich das Resultat der WHI-Studie oder vielmehr ihres Abbruchs ist. Sie ist die Basis, auf die man sich verständigt hat. Dennoch ist es überhaupt nicht unüblich, dass eine Frau auch eine lange Zeit Hormone nimmt, teilweise 20 Jahre. Und als ich mich im November 2020 bei der Online-Jahrestagung der Deutschen Menopause Gesellschaft zugeschaltet habe, wurde mir klar: Viele der dort mitwirkenden hochkarätigen Expert*innen sind zwar Mitautor*innen der Leitlinie, die das »so kurz wie möglich, so wenig wie nötig« vorgibt. Dennoch betrachten sie die WHI-Studie und die anderen großen Übersichtsarbeiten nur als einige von vielen. Zwar sind es die Studien mit der höchsten Aussagekraft, aber es gibt darüber hinaus eine Menge sehr spannender Untersuchungen, die methodisch völlig in Ordnung sind, aber eben nur ein paar Hundert oder Tausend Teilnehmerinnen haben. Wissenschaftliche Literatur, die teilweise noch nicht abgehangen und in Übersichtsarbeiten eingegangen ist, sondern ganz neu. Und genau über solche Studien wird natürlich auf Tagungen intensiv gesprochen.

Besonders interessant auf der Jahrestagung war übrigens ein Beitrag von Prof. Petra Stute vom Inselspital im Schweizerischen Bern. Sie hat in einem halbstündigen Vortrag darüber berichtet, welche präventiven Effekte die Hormontherapie für Frauen in der Postmenopause hat. »Zurück in die Zukunft« war der Titel, und die allgemeinverständliche Kurzfassung ist: Östrogen oder die Kombination mit einem Gestagen vermag, je nach Dosierung, Zeitpunkt und Anwendungsdauer, die Gefäße, das Herz, die Gelenke, das Gehirn, Haut und Haare und die gute Laune zu schützen. Und natürlich senkt sie auch das Osteoporose-, Darmkrebs- und Diabetesrisiko, das wissen wir ja schon aus der WHI-Studie. Sogar lebensverlängernd könnten Hormone sein.

All diese positiven Effekte fand ich erst mal ganz schön verwirrend, aber dann habe ich begriffen: Wenn man bei Fallzahlen und Studiendesign einen Schritt zurück geht, lässt sich eben auch ein ganz anderes Bild der Wirkung einer HRT zeichnen. Ebenso, wenn man die im Körper natürlicherweise vorkommenden bio-identischen Hormone betrachtet (siehe Frage 6), und nicht die in den 1980er-, 1990er-Jahren verabreichten. Dennoch bleiben Risiken. Im letzten Dia ihres Vortrags hat Prof. Stute auf das erhöhte Brustkrebsrisiko nach ca. 5,5 Jahren bei kombinierter Hormontherapie und auf das erhöhte Thromboserisiko bei oraler Gabe hingewiesen. Und egal, wie interessant solche Einblicke in die Datenlage sind: Solange es kaum Studien zu diesen Effekten gibt, die es in Sachen Aussagekraft mit den riesigen Übersichtsarbeiten wie WHI und Co. aufnehmen können, muss man einfach vorsichtig sein. Weil man es noch nicht ganz genau weiß.

13. Wird man das Risiko der heute gängigen Mittel jemals genau einschätzen können?

Ich fürchte, nein. Denn die dazu nötigen riesengroßen Studien sind teuer. Und auf die heute so gefragten bioidentischen Hormone gibt es kein Patent, denn die hat ja nicht die Pharmaindustrie, sondern die Evolution entwickelt. Darum lässt sich damit nicht das große Geld verdienen. Und dass heute nur noch vergleichsweise wenige Frauen Hormone nehmen, macht es auch nicht attraktiver, große Studien aufzusetzen. Das Thema hat insofern an Bedeutung verloren, für die Industrie. Ganz sicher aber nicht für die betroffenen Frauen.

14. Ich habe meine Gebärmutter noch. Was muss ich über Gestagene wissen?

... dass sie offenbar die problematischere Komponente bei der Hormonersatztherapie sind. Das zeigte schon der Arm der WHI-Studie, an dem nur Frauen teilgenommen hatten, die kein Gestagen brauchten: Sie bekamen mit Östrogentabletten sogar seltener Brustkrebs als mit Placebo, nicht häufiger. Und auch bei Herz-Kreislauf-Problemen standen sie besser da als ohne Therapie – anders als die Frauen im anderen WHI-Arm, die ein Gestagen dazu genommen hatten. Dabei ist es wichtig zu wissen, dass damals wie gesagt ein ganz bestimmtes Gestagen verwendet wurde, das Medroxyprogesteron. Was wir aus der WHI-Studie wissen, wissen wir darum genau genommen nur über diesen einen Arzneistoff.

Nun hat sich seitdem viel getan, gängige Gestagene sind heute zum Beispiel Norethisteron, Levonorgestrel oder auch Dienogest, sowie das bioidentische Progesteron (siehe Fragen 2 und 6). Und kann man sagen, was da das Beste ist? Nein. Auch deswegen nicht, weil Gestagene Tausendsassas sind, die an verschiedene Rezeptoren andocken können, darunter auch an die für Kortisol und für Testosteron. Das Gestagen Levonorgestrel zum Beispiel wirkt am Androgenrezeptor wie Testosteron, nur schwächer, während Dienogest oder Chlormadinonacetat den Rezeptor einfach nur besetzen, aber nichts tun. Sie wirken dadurch antiandrogen, denn Testosteron kann nicht mehr ran. Über diese Nebeneffekte kann man mit Gestagenen tricksen und zum Beispiel Haarausfall behandeln (siehe Frage 2). Bisher seien »die heute gebräuchlichen Gestagene in ihrer Wirkung ... nur ungenügend geprüft«, heißt es dazu ganz lapidar in der Leitlinie. Das Ganze ist ein heißes Thema unter Gynäkolog*innen. Workshops auf Tagungen, die es diskutieren, heißen dann zum Beispiel »Never ending story: Gestagen: wofür, welches und wie viel?« Da ist vieles noch unklar.

Eine erhellende Studie zum Thema »Gestagene und Brustkrebsrisiko« kam erst vor kurzem heraus, Ende 2020. Man kann dort sehr schön sehen, wie das Brustkrebsrisiko bei einer Kombitherapie (Östrogen/Gestagen) Jahr für Jahr größer wird, zumindest wenn Medroxyprogesteron (das Gestagen aus der WHI-Studie), oder die beiden heute gängigen Gestagene Levonorgestrel und Norethisteron mit dabei sind. Bei Dydrogesteron, das dem natürlichen Progesteron strukturell am nächsten kommt, ist der Anstieg flacher.

Die Schwäche der Studie ist, dass keine Daten zu Progesteron erhoben wurden, was ja eigentlich die Substanz ist, die besonders interessiert. Und für die es immer wieder Hinweise gibt, dass sie das Brustkrebsrisiko gar nicht erhöht. Der »Grand Seigneur« der Wechseljahre, Prof. Alfred O. Mueck von der Universität Tübingen, erwähnte in seinem Vortrag auf der Jahrestagung der Deutschen Menopause Gesellschaft im November 2020, dass es auch Untersuchungen gebe, in denen sich speziell für Progesteron oder Dydrogesteron gar kein erhöhtes Brustkrebsrisiko nachweisen lasse. Die Stärke der aktuellen Studie ist, dass sie auch guckt, wie sich das Brustkrebsrisiko nach Absetzen entwickelt: Es fällt schnell, bleibt aber lange leicht erhöht, bei Levonorgestrel ist es auch nach zehn Jahren noch nicht wieder auf Normalnull. Insofern bestätigt die aktuelle Studie die vorsichtigen Stimmen, die dazu raten, am besten nur ein bis zwei Jahre Hormone zu nehmen, wenn man Angst vor Brustkrebs hat. Und natürlich auch das »so wenig wie möglich, so lange wie nötig«.

Noch etwas muss man über Gestagene wissen: Das natürliche Gestagen, das Progesteron, wirkt weniger stark auf die Gebärmutterschleimhaut als die künstlichen Varianten. Das bedeutet zum einen: Solange noch ein Zyklus vorhanden ist, sind die künstlichen besser, unter Progesteron könnte es zu Zwischenblutungen oder Überlagerungen des medikamentösen und des natürlichen Zyklus kommen. Zum anderen heißt es, dass Progesteron weniger gut vor Gebärmutterkrebs schützt. Darum wird es immer durchgehend gegeben, während die künstlichen Gestagene auch sequenziell, also nur an zwölf bis 14 Tagen im Zyklus bzw. Monat zum Einsatz kommen (siehe Frage 19). Bei diesem Einnahmeschema bzw. der reduzierten monatlichen Dosis stehen sie dann wiederum in puncto Brustkrebsrisiko tendenziell besser da. Ein anderer Trick, am Brustkrebsrisiko zu schrauben, ist, das Gestagen ultraniedrig dosiert direkt in die Gebärmutter zu bringen, mit einer Hormonspirale, die auch das Thema Verhütung regelt. Das ist allerdings ein so genannter Off-Label-Use, diese Spiralen sind nur zur Verhütung zugelassen. Das Thema Gestagen ist also eines, das Sie mit dem Gynäkologen oder der Gynäkologin Ihres Vertrauens besprechen sollten.

15. Sehe ich mit Hormonen jünger aus?

Ja, vieles spricht dafür: Östrogen sorgt nicht nur für einen höheren Feuchtigkeitsgehalt der Haut (siehe Frage 1), es beschleunigt auch die Erneuerung von Keratinozyten, das sind die Zellen, aus denen die oberste Hautschicht hauptsächlich besteht. Vor allem sorgt es für mehr und strukturell hochwertigeres Kollagen – das Fasernetz, das die Elastizität der Haut bestimmt, also wie faltig bzw. schlaff diese ist. Dabei spielt vermutlich eine Rolle, dass Östradiol die Zellen vor freien Radikalen schützen könnte, die wesentliche Feinde der Kollagenfasern sind. Mal abgesehen davon ist die Haut unter Östrogeneinfluss auch dicker und besser mit Blutgefäßen versorgt. Alles oft hocherwünschte Nebeneffekte einer HRT – manchmal wird Östrogen ja auch »das Schönheitshormon« genannt.

Trotzdem ist der Zusammenhang nicht so sicher, wie man jetzt denken könnte. Denn die meisten Studien hierzu sind klein, sie umfassen dann vielleicht nur 40 Patientinnen, und es geht sehr durcheinander: Mal wird das Östrogen direkt auf die Haut aufgetragen, mal wird es systemisch gegeben (also als Tablette oder transdermales Pflaster, so dass es im Blut zirkuliert), und dann wird sechs Monate oder nur ein paar Wochen lang beobachtet. Die Wirkung einer HRT auf die Haut ist »trotz vieler Studien und Analysen noch nicht ausreichend geklärt«, so die Leitlinie. Vor allem scheint es aber so zu sein, dass andere Mechanismen stärkeren Einfluss auf die Hautalterung haben als die Hormone, allen voran die Sonneneinstrahlung. Es ergibt darum absolut keinen Sinn, auf die Wirkung von Östradiol zu hoffen, während man ungeschützt in der Sonne sitzt und womöglich noch eine Zigarette raucht. Und auch wer in seiner Jugend am Ende des Sommerurlaubs immer »Guckt mal, wie braun ich geworden bin«-Fotos gemacht hat, wird die damals zerstörten Kollagenfasern nicht ersetzen können, auch nicht mit Östrogenen. Außerdem ist deren Effekt auf die Haut zeitlich begrenzt: Es zeigte sich, dass systemische Östrogene die Faltenbildung nicht mehr beeinflussen können, wenn seit der letzten Regelblutung mehr als fünf Jahre vergangen sind.

16. Und was machen Hormone mit meinen Haaren?

Östrogene im Übermaß sind natürlich super für die Haare, das sieht man an Schwangeren (siehe Frage 1). Und der Bad Hair Day soll vor der Regelblutung am häufigsten sein, wenn wenig Östrogen da ist und viel Progesteron für fettigeres Haar sorgt. In den Wechseljahren bzw. danach zirkuliert weniger Östrogen im Körper als vorher, aber nicht im selben Maße weniger Testosteron – die Eierstöcke können nämlich viel länger das männliche Hormon produzieren als sie Östrogene in die Blutbahn entlassen. Das bedeutet, das Verhältnis verändert sich, die Androgene werden anteilig mehr. Das könnte dazu führen, dass einem die Haare ausgehen. Denn Testosteron bzw. seine aktive Form Dihydrotestosteron (DHT) ist ganz wesentlich für Haarausfall verantwortlich – zumindest, wenn man das Pech hat, mit Haarwurzeln auf die Welt gekommen zu sein, die empfindlich auf den Stoff reagieren, was den »anlagebedingten« oder auch »androgenetischen« Haarausfall ausmacht.

Und sieht das da über meinen Lippen jetzt nicht bald aus wie ein Damenbart? Ja, auch dahinter stecken Androgene, die Oberwasser haben. Ein Anlass für eine Hormonersatztherapie sind Haarprobleme aber nicht, obwohl sie hier etwas zum Positiven verändern kann, falls sie sowieso nötig ist. Auch, weil es noch viele, viele andere Ursachen für Haarausfall & Co. gibt. Und selbst wenn die Hormone der Grund sind, tritt »die gewünschte Wirkung der HRT oftmals erst mit vielmonatiger Latenz ein«, so die Leitlinie. Soll heißen: Man muss viiiiiel Geduld haben. Mehr zu Haarausfall ab S. 180.

17. Wann ist der richtige Zeitpunkt, um mit der Hormongabe anzufangen?

Lieber nah an der letzten Blutung als erst Jahre später, darauf deutet vieles hin. Wenn man sich mit Frauen und Männern um die 50 unterhält, ist es einfach auffällig: Bisher stand es mit der Gesundheit zum Besten, plötzlich sind Bluthochdruck und erhöhte Cholesterinwerte da, und die Krebsgefahr steigt auch ganz allgemein mit den Lebensjahren. Die Probleme fangen an, und das hat erst mal gar nichts mit den Wechseljahren, sondern einfach mit dem Alter zu tun, sonst ginge es den Männern ja nicht auch so. Allein deswegen ist es sinnvoll, möglichst fit – und das heißt fast immer möglichst jung – in die Hormontherapie zu starten, eventuelle Nebenwirkungen treffen dann seltener auf ohnehin vorhandene Risiken. Hinzu kommt: Das Fenster, währenddessen es sinnvoll sein kann, so eine Hormontherapie anzufangen, schließt sich irgendwann wieder, maximal ist von zehn Jahren nach der letzten Regel die Rede. Als optimal gilt ein Behandlungsbeginn spätestens ein bis zwei Jahre danach. Frau sollte also nicht monate- oder gar jahrelang die Hitzewallungen gerade noch aushalten, sondern das Thema mit dem Frauenarzt oder der Frauenärztin besprechen.

18. Machen Hormone dick?

Nein. Eine Hormonersatztherapie in den Wechseljahren macht nicht dick, das ist gut untersucht und schon vor vielen Jahren von der renommierten Cochrane Collaboration abgesegnet. Neuere Untersuchungen speziell mit Östrogenen plus dem naturidentischen Progesteron bestätigen dies: Eine HRT hat keinen Einfluss auf das Körpergewicht normalgewichtiger postmenopausaler

Frauen – wenn überhaupt, reduziert es dieses sogar. Und bei schwereren Frauen (normal- oder übergewichtig) zeigte sich gar kein Effekt auf den Body-Mass-Index (BMI). Aber Östrogene beeinflussen die Fettverteilung, in Richtung Po und Hüfte. Und sie sorgen für Wassereinlagerungen. Das ist sicherlich ein Grund, warum die Hormone – die Pille ja auch – den Ruf nicht loswerden, womöglich doch dick zu machen.

19. Einphasen-, Zweiphasen-, Monopräparate ... Das ist ja wie bei der Pille!

Ja, denn es geht auch hier erst mal darum, den natürlichen Zyklus nachzuahmen. Bei den Mehrphasenpräparaten hat man auch einen künstlich hergestellten Zyklus, also eine Monatsblutung. Aber von vorne: Der erste Gruß der Wechseljahre kommt meist in Form von etwas verkürzten Zyklen, Brustspannen, Schlafproblemen oder Gereiztheit daher – und zwar in der Lebensphase, in der der Zyklus noch läuft und wir das Thema noch überhaupt nicht auf dem Zettel haben. Dahinter stehen sinkende Progesteronwerte (siehe Frage 2). Wenn Hormone, dann muss es jetzt ein Gestagen sein. Und das braucht es zur Zyklusregulierung auch nur in der zweiten Zyklushälfte, denn in der ersten bilden es auch junge Frauen nicht. Eine **Monotherapie** mit einem Gestagen wird darum unter Umständen nur über zehn bis 14 Tage gegeben, meist als Tablette oder Kapsel.

Später kann man zusätzlich zum Gestagen ein Östrogen nehmen, und zwar ab dem ersten Zyklustag, dem Beginn der Monatsblutung. Das bedeutet: 21 Tage Östrogen, in den letzten zwölf bis 14 Tagen das Gestagen, also wie bei der Zweiphasenpille. Das Ganze nennt sich dann **zyklische Kombinationstherapie** und ist der Versuch, den noch vorhandenen Zyklus zu stabilisieren.

Eine Woche lang nimmt man gar nichts. In dieser Woche können Hitzewallungen & Co. mit Macht zurückkommen, und man hat oft auch eine Monatsblutung. Diese Variante der Hormontherapie ist relativ kompliziert (zwei Phasen, zwei Wirkstoffe, mit Pause) und sowieso nur für jüngere Frauen geeignet, die noch einen Zyklus haben. Sie kommt alles in allem selten zum Einsatz.

Eine Alternative ist die **sequenzielle Kombinationstherapie**, das ist dasselbe, nur mit durchgehend eingenommenem Östrogen. Es gibt also keine östrogenfreie (und womöglich beschwerdevolle) Woche mehr. Der Zyklus wird reguliert, und am Ende der Gestagenphase gibt es – vor allem bei jüngeren Frauen – eine Abbruchblutung.

An die zyklische oder die sequenzielle Kombinationstherapie schließt sich dann für viele Frauen die durchgehende tägliche Gabe von Östrogen und Gestagen an, die so genannte **kontinuierliche Kombinationstherapie** – oftmals bestehend aus Östrogenpflaster plus Progesteron-Weichgelatinekapsel. Der Riesenvorteil solcher **Einphasentherapien**: Es gibt keine Blutungen mehr, das durchgehend genommene Gestagen sorgt dafür, dass die Gebärmutterschleimhaut sich umbaut und verdünnt (»atrophiert«). Diese Form der Hormontherapie ist für Frauen nach der letzten Regel geeignet und kann über Jahre beibehalten werden, genau wie die **Monotherapie** mit Östrogenen bei Frauen ohne Gebärmutter (siehe Frage 5). Natürlich immer in Absprache mit dem Gynäkologen oder der Gynäkologin Ihres Vertrauens, das ist wirklich wichtig. Versuch und Irrtum sind eingepreist. Denn hier geht es darum, die optimale Dosierung zu finden, die für Ihre Symptome genau richtig ist. Dabei gilt natürlich immer: So wenig wie möglich, so lange wie nötig.

20. Ist es besser, das Östrogen durch die Haut zu nehmen?

Ja. Östrogene gelangen sehr gut durch die Haut. Und wenn sie auf diesem Weg in den Blutkreislauf eintreten, also unter Umgehung des Verdauungssystems und vor allem der Leber, braucht man viel, viel weniger davon: Eine ganz übliche tägliche Dosis für eine Östrogentablette sind etwa ein dreiviertel bis anderthalb Milligramm Östradiol, also 750 bis 1500 Mikrogramm (millionstel Gramm). Bei den Pflastern sind 100 Mikrogramm schon eine hohe Dosierung, es gibt auch welche, die nur 25 Mikrogramm pro Tag freisetzen. Wir reden hier also locker über einen Faktor weit über zehn.

Das hat damit zu tun, dass Östradiol wie alle Wirkstoffe, die wir zu uns nehmen, aus dem Darm über eine dicke Blutbahnverbindung namens Pfortader erst mal in die Leber gelangt, bevor es überhaupt Richtung Herz transportiert und von dort im ganzen Körper verteilt wird. Und in der Leber wird einfach beim Östradiol schon ein guter Teil verstoffwechselt und damit wirkungslos, oder zumindest zu wesentlich schwächer wirksamen Molekülen umgebaut. Ein weiterer großer Nachteil dieser Leberpassage ist, dass dabei unter Östrogen auch genau die Gerinnungsfaktoren entstehen, die für das erhöhte Thromboserisiko der Hormontherapien verantwortlich sind (wir kennen das noch von der Pille, die soll auch nicht nehmen, wer raucht). So kommt es zur erhöhten Emboliegefahr aus der Tabelle in Frage 10. Der Effekt ist in den ersten Monaten einer Therapie am größten, das ist auch wieder wie bei der Pille. Und er ist umso größer, je höher die Dosis ist, und gemeinerweise auch, je größer das Grundrisiko einer Frau – was meistens nichts anderes heißt als: je älter sie ist.

Da sind Pflaster & Co. besser: Laut Leitlinie gibt es keine Hinweise auf ein erhöhtes Thromboserisiko bei einer niedrig dosierten transdermalen Östrogentherapie (transdermal = »durch die Haut«). Weil der Wirkstoff nicht schwallartig in die Leber gelangt. Allerdings wäre die Leitlinie nicht die Leitlinie, wenn es dort nicht auch hieße, dass »keine überzeugenden, ausreichend großen Studien zur transdermalen Applikation vorliegen, die eine Beurteilung des Effekts ... zuließen.« Zu Deutsch: Es spricht seeeehr viel dafür, aber zu 100 Prozent weiß man es auch hier wieder nicht.

Und was ist mit den anderen möglichen Schäden? Das Schlaganfallrisiko fällt ebenfalls weg, wenn die Hormone durch die Haut kommen, zumindest wenn es unter 50 Mikrogramm Östrogen am Tag sind. Und Gallenblasenprobleme sind seltener, schließlich ist die Gallenblase bei der oralen Gabe viel aktiver – sie hilft mit, die Stoffwechselprodukte der Leber zu verdauen. Das alles bedeutet, dass mindestens für Frauen mit einer Neigung zu Thrombosen alles für ein Pflaster, Gel oder Spray spricht. Und in der Praxis heißt es, dass die transdermale Gabe allerspätestens ab 60 Jahren einfach sicherer ist. Auf ebenfalls unerwünschte Erscheinungen wie Knochenbrüche, Harninkontinenz und Brustkrebs hat es übrigens keinen Einfluss, ob Sie die Hormone schlucken oder anderweitig nehmen. Und, das will ich Ihnen auch nicht verschweigen: Den Schutz vor Diabetes, den die Tabletten bieten, bringen Pflaster erstaunlicherweise nicht oder zumindest nicht im selben Maß mit.

Bei den Gestagenen ist es etwas anders, da gilt die Einnahme per Tablette als zuverlässiger. Es gibt aber durchaus Kombipflaster, wenn auch nicht mit Progesteron. Im Übrigen kann man sowohl Östrogene als auch Gestagene ebenso über die Scheide in den Blutkreislauf bringen: als Vaginaltablette, -zäpfchen oder Ring zum Einführen. Und auch Spritze und Nasenspray sind möglich. All diese Wege vermeiden den schnellen Umbau in der Leber. Die gängigsten Anwendungen sind aber die transdermale und die orale.

21. Pflaster, Spray oder Gel?

Das ist Geschmackssache. An das Pflaster muss man je nach Produkt nur ein- oder zweimal in der Woche denken, Gel und Spray jeden Tag am besten zur selben Uhrzeit auftragen, idealerweise morgens nach dem Duschen. Man muss sie nur kurz trocknen lassen, dann kann man sich anziehen. Ich persönlich würde immer zum Gel greifen. Wie das Spray ist es unsichtbar – mich würde es stören, wenn man in der Sauna oder beim Umziehen im Fitnessstudio mein Pflaster sehen könnte (meist kleben solche Pflaster am Bauch oder der Hüfte, dort, wo die Haut weich ist). Und ich hätte Sorge, es im Schwimmbad zu verlieren.

Den Sprays gegenüber haben Gele den Vorteil, dass man die Dosis super variieren kann – man kann mit halben Hüben improvisieren, aber kaum mit halben Sprühstößen. Die Dosierung ist auch ganz einfach, weil solche Gelzubereitungen in Dosierspendern stecken: Ein Hub enthält dann eine festgelegte Menge des Arzneistoffs. Übrigens bilden Gele (sie werden möglichst großflächig etwa auf Arm und Schulter, Bauch oder Oberschenkel aufgetragen) und Sprays (sie werden für gewöhnlich auf die Innenseite des Unterarms gesprüht) ebenfalls ein Depot. Statt in der Pflastermatrix bildet es sich aber in der Hornschicht der Haut. Von dort aus diffundiert das Hormon in die darunter liegenden Blutgefäße. Laut Beipackzettel des Sprays darf man eine Stunde nach dem Auftragen schon wieder duschen.

22. Man kann Hormone auch lokal anwenden, oder?

Ja, das kann man, und zwar in Form von Vaginalcremes, -zäpfchen oder -tabletten gegen Scheidentrockenheit; und auch gegen Harninkontinenz können im Genitalbereich angewendete Östrogene viel erreichen. Solche Produkte enthalten meist den Wirkstoff Östriol, der wesentlich schwächer ist als Östradiol. Und den dann in niedriger Dosierung. Die Idee ist, dass er sich nicht auf das Östrogengeschehen im Körper auswirkt, sondern wirklich nur vor Ort etwas verändert – im Gegensatz zu den in Frage 20 genannten vaginalen Produkten.

Man muss sich also die ganzen Fragen nach den Risiken nicht oder zumindest viel, viel weniger stellen. In den Beipackzetteln steht zwar trotzdem noch, dass die Präparate nicht bei Brustkrebs und bei Risikofaktoren für östrogenabhängige Krebserkrankungen genommen werden dürfen. Gehandhabt wird es bei Bedarf dennoch – nach einem Gespräch zwischen Arzt oder Ärztin und Patientin, um die individuellen Risiken abzuwägen – aber unter Umständen auch anders.

Außerdem haben die lokal wirksamen Produkte den großen Vorteil, dass sie keine Gestagenkomponente brauchen, eben weil sie die Gebärmutterschleimhaut gar nicht erst aufbauen (vgl. Frage 5). Und man kann sie über viele Jahre hinweg nehmen. Das ist super, denn Scheidentrockenheit ist ein Thema, das anders als Hitzewallungen nicht wieder weggeht (siehe Frage 31). Im Gegenteil, irgendwann betrifft es jede Frau mehr oder weniger, sodass nicht alle ausschließlich mit hormonfreien Pflege- und Gleitcremes zurechtkommen (dazu mehr ab S. 140). Es kann übrigens sein, dass auch während einer Hormontherapie mit Tabletten oder Pflastern ein solches Vaginalprodukt zusätzlich nötig wird. Das kommt auf die Beschwerden an. Wichtig ist das Dosierungsschema, sonst geht auf Dauer doch mehr ins Blut, als man das möchte: Die ersten 14 Tage muss man wirklich dranbleiben und die Creme jeden Tag anwenden, auch wenn das Einführen des Applikators eventuell wehtut. Denn innerhalb dieser Zeit passiert schon viel an der ramponierten Schleimhaut: Sie baut sich auf, sodass sie das Östrogen danach zuverlässig nicht mehr durchlässt. Hat sich die Schleimhaut einigermaßen regeneriert, reicht es meistens, die Creme zweimal pro Woche zu nehmen.

Übrigens: Während Östriolcremes sehr gängig und zur Dauertherapie gedacht sind, sollte man Östra**di**olvaginalcremes mit 0,01 Gramm Östradiol pro 100 Gramm Creme zur lokalen Anwendung nur maximal vier Wochen nehmen. Sonst sei eben doch zu befürchten, dass das Östrogen auf den ganzen Körper wirkt, sagt die Europäische Arzneimittelagentur EMA. Darum gibt es das in Deutschland erhältliche Präparat nur in kleinen Tuben mit 25 Gramm.

23. Wie sinnvoll ist es, den Hormonspiegel im Blut bestimmen zu lassen?

Insgesamt ist das sehr oft nicht besonders sinnvoll. Denn für die Frage »Hormone: ja oder nein?« sind die Beschwerden ausschlaggebend, nicht die Werte. Mal abgesehen davon schwanken die Östradiolwerte rund um die letzte Blutung, mal sind sie ganz hoch, dann ganz niedrig. Und sobald der Zyklus nicht mehr regelmäßig ist, weiß man ja nicht mal mehr, mit welchen Werten man vergleichen soll. Hinzu kommt, dass einzelne Laborwerte allein meistens nicht viel sagen, sondern erst deren Entwicklung im Lauf der Zeit, weil die Spanne der Normwerte so groß ist (siehe

Kasten S. 48). Und die Werte können von Labor zu Labor ganz anders ausfallen.

Ausnahme ist laut Leitlinie bei Frauen zwischen 40 und 45 der FSH-Test, die Bestimmung des follikelstimulierenden Hormons. Der ist für diese Gruppe von Frauen sinnvoll, denn FSH ist genau das Hormon, mit dem die Hirnanhangdrüse bei sinkendem Östradiolspiegel die Eierstöcke anfunkt:»Los, da geht noch was!« Es steigt darum massiv an, wenn weniger Östrogen da ist, also einige Zeit vor der letzten Blutung und danach. Dieser Wert gibt darum einen Hinweis darauf, ob die Wechseljahre schon da sind.

Das kann eine sehr wichtige Info sein, denn hinter unregelmäßigen Blutungen, Stimmungsschwankungen, Gewichtszunahme und Hitzeattacken können auch ganz andere und teilweise auch sehr ernste Dinge stecken. Wie etwa Schilddrüsenprobleme, die bei mittelalten Frauen wirklich häufig sind. Darum wird eben doch sehr oft erst mal Blut abgenommen, denn auch einer Schilddrüse, die aus dem Takt geraten ist, kommt man mit einem Bluttest auf die Schliche.

24. Und was ist mit Testosteron? Das soll ja auch absinken in den Wechseljahren ...

Das stimmt, mit den Jahren zirkuliert weniger vom Männlichkeitshormon (Androgen) Testosteron im Blut, bei Männern wie bei Frauen. Wie man heute weiß, machen Androgene im weiblichen Körper nicht nur Ärger wie Akne oder Damenbärte, sie tun auch viel für uns, vor allem für die Muskeln und die Libido und möglicherweise auch für die Stimmung. Testosteron, das wichtigste Androgen, macht Frauen egoistischer, sie beharren eher auf ihrer eigenen Meinung. Man kann es also als Gegenpol zum Östrogen betrachten, das uns willens macht, uns um andere zu kümmern. Wie wir alle wissen, hilft es für erfüllenden Sex nicht, nur an den anderen zu denken.

Testosteron ist darum eine Idee bei Libidostörungen, medizinisch für: Ich habe einfach keine Lust mehr, ich komme nicht mehr oder nur noch ganz mühsam mal zum Orgasmus. Dass Testosteron dann sinnvoll sein kann, weiß man von Frauen, die ihre Eierstöcke (und damit ihre Testosteronfabriken) früh verloren haben, etwa wegen Krebs – und in der Folge auch ihre Lust. Die kam selbst mit der Hormonersatztherapie aus Östrogenen und Gestagenen nicht zurück, die diese Frauen bekamen. Erst als sie zusätzlich Testosteron erhielten, wurde es besser. Es ist allerdings nicht klar, ob die Situation der operierten Patientinnen vergleichbar ist mit der einer Frau in ihren natürlichen Wechseljahren.

Trotzdem ist Testosteron ein Ass, das man im Ärmel hat, wenn die Lust verschwunden ist. Aber ein Ass, das nur selten sticht. Denn ob Lust da ist oder nicht, hat eben nicht nur mit Testosteron zu tun, es hängt von der Beziehung ab, davon, wie sehr mich mein Partner langweilt oder anregt und wie viel Zeit und Raum ich der Sexualität geben kann und will ... und von vielem weiteren, mehr dazu ab S. 174. Darum, so die Leitlinie, kann eine transdermale Testosterontherapie bei Libidostörungen erst »nach entsprechender psychosexueller Exploration« angewendet werden. Erschwert wird das Ganze dadurch, dass die Testosteronpräparate, die es in Deutschland zur Zeit gibt, alle nicht für Frauen zugelassen und zu hoch dosiert sind. Man muss also tricksen und ein Testosterongel in der Apotheke herstellen lassen. Die Krankenkassen zahlen solche Behandlungen nicht. Bei dem ganzen Vorgehen gilt es, sehr vorsichtig zu sein: Bei Überdosierung drohen starke Behaarung, Stimmveränderungen, unerwünscht starke Libidosteigerungen und andere Gemeinheiten, die womöglich nicht mehr zurückgehen.

25. Was ist DHEA, und bringt es was?

Dehydroepiandrosteron (DHEA) ist ein körpereigner Stoff, der aus Cholesterin gebildet und über ein Zwischenprodukt (Androstendion) zu Testosteron umgebaut wird – aber auch zu Östradiol. Eine Art Tausendsassa der Sexualhormone also, der Stoff, aus dem sie geschneidert werden. Zugleich hat er eine schwache androgene Wirkung. Man weiß schon lange, dass junge Männer und Frauen reichlich davon haben (Männer noch mal mehr als Frauen) und es mit den Jahren immer weniger wird. Das hat DHEA den Ruf eines Jungbrunnens eingebracht, und in den 90er-Jahren gab es einen regelrechten Hype darum.

Der Gedanke war im Prinzip derselbe wie 20 Jahre zuvor bei der HRT: Wenn ein körpereigener Stoff mit dem Alter weniger wird, muss man ihn nur ersetzen, um die Uhr zurückzudrehen, in diesem Fall bei beiden Geschlechtern. Das passierte reichlich, denn DHEA – in Deutschland rezeptpflichtig – ist in den USA als Nahrungsergänzungsmittel im Supermarkt zu haben, auch wenn renommierte Institutionen wie die Mayo Clinic davor warnen (»Avoid using this supplement.«). Da läuft also ein riesiges Experiment, teilweise mit ganz hohen Dosierungen. Denn auch wenn es Hinweise darauf gibt, dass DHEA zum Beispiel der Knochengesundheit förderlich ist, sind da noch viel mehr Fragen als Antworten.

Und was kann DHEA für Frauen in den Wechseljahren tun? Jedenfalls nicht die Lebensqualität verbessern, so ein Cochrane Review von 2015, das den Effekt von zehn bis 1600 Milligramm DHEA pro Tag untersuchte. Hitzewallungen wurden durch DHEA nicht signifikant beeinflusst. Es könnte vielleicht die Sexualfunktion leicht verbessern, formulieren die Autor*innen vorsichtig. Bei den Nebenwirkungen legen sie sich viel eher fest: DHEA sorgt für unangenehme Begleiterscheinungen wie Akne und übermäßige Behaarung.

26. Dürfen Frauen mit oder nach Brustkrebs Hormone nehmen?

Nein. Die Leitlinie ist da glasklar: Frauen, die an Brustkrebs erkrankt sind oder waren, sollen keine Östrogene und keine Gestagene zur Behandlung ihrer Hitzewallungen bekommen. Ebenso wenig Tibolon, ein synthetisches Mittel, das sowohl Östrogen-als auch Gestagen- und Androgenwirkungen hat, in Deutschland aber nicht viel zum Einsatz kommt. Und auch Phytoöstrogene wie etwa Isoflavone einschließlich Genistein kommen den Fachgesellschaften zufolge nicht infrage, ebensowenig Rheum rhapontikum und Rotklee (siehe Frage 33). Bei Cimicifuga, der Traubensilberkerze, sieht es anders aus. Da könne aufgrund aktueller klinischer und experimenteller Daten ausgeschlossen werden, so die Leitlinie, dass die Pflanze an den entscheidenden Organen Brust und Gebärmutter östrogenartig wirkt. Trotzdem stehen Warnhinweise in den Beipackzetteln. Sie sollten das Thema mit Ihrem Frauenarzt oder Ihrer Frauenärztin besprechen. Was Sie sonst noch gegen Wechseljahresbeschwerden tun können, ohne Hormone zu nehmen, damit beschäftigt sich das gesamte Kapitel ab S. 101.

27. Bekomme ich, wenn ich Hormone nehme, dann einfach ein paar Jahre später die ganzen Probleme?

Es kann durchaus sein, dass Sie sich nach dem Absetzen einer Hormontherapie wieder klimakterisch fühlen, zumindest ein bisschen. Denn die Idee bei den Hormonpflastern, Gels und Tabletten ist ja, die Zeit mit den wahnsinnigen Hormonschwankungen zu steuern. Und die geht vorbei. Das ganze System beruhigt sich und geht in einen neuen Zustand ohne

Hitzewallungen und dergleichen über. Vielleicht ist dieser Punkt aber noch gar nicht erreicht, wenn Sie mit den Hormonen aufhören, und Sie spüren sofort wieder all das, was Sie so gestört hat. Ein bisschen abzuwarten und die eine oder andere Hitzewallung erst mal wegzufächeln ist dann aber sinnvoll. Denn selbst wenn das neue Gleichgewicht längst erreicht ist, reagiert der Körper oft erst mal mit Hitzewallungen auf das Absetzen. Das war nach dem Abbruch der WHI-Studie bei gut der Hälfte der inzwischen im Durchschnitt fast 70 Jahre alten Frauen der Fall. Aber natürlich kann das Aufhören auch ganz ohne Wallung über die Bühne gehen.

28. Woran erkenne ich, dass ich mit der Hormontherapie aufhören kann?

Das ist tatsächlich überhaupt nicht leicht zu erkennen, wenn die Hormone so dosiert sind, dass nicht mehr die Spur einer Hitzewallung oder anderer Beschwerden zu spüren ist. Darum ist aus Sicht vieler Ärztinnen und Ärzte das Ziel der Hormontherapie nicht, Schweißausbrüche und andere nervige Phänomene der Wechseljahre vollkommen auszuschalten – sondern die Probleme »nur« in den Griff zu bekommen, sodass man gut damit leben kann. Denn dann merkt frau, wann sich die Lage beruhigt hat. Ansonsten kann man nach einem halben Jahr einfach mal versuchen, die Dosis zu reduzieren, in Absprache mit dem Gynäkologen oder der Gynäkologin (das ist für alle, die noch einen eigenen Zyklus haben und die nicht jeden Tag dieselbe Dosierung nehmen, ganz besonders wichtig). Denn es gilt ja: Hormone nur so kurz wie möglich und so viel wie nötig. Wenn man aber vor allem froh ist, dass man endlich nicht mehr nachts in einer Pfütze aufwacht, erscheint ein schneller Versuch, mit weniger

Hormonen oder ganz ohne auszukommen, wenig attraktiv. Dann kann man auch einfach erst mal dabeibleiben.

29. Wann kann ich denn damit rechnen, dass sich die hormonelle Lage wieder beruhigt?

Wie lange die Wechseljahre dauern, ist von Frau zu Frau sehr unterschiedlich. Es kann jederzeit vorbei sein mit den Beschwerden, wenn denn welche da sind. Es kann aber auch seeehr lange gehen, so eine US-Studie, für die über 3 300 Frauen befragt wurden, von denen fast 1 500 reichlich Hitzeattacken hatten: an mindestens sechs von 14 Tagen, tagsüber oder nachts. Das Ergebnis: »Je eher daran, desto eher davon« gilt leider absolut nicht für Hitzewallungen. Im Gegenteil: Am längsten dabei – erstaunliche 11,8 Jahre – waren Frauen, bei denen die Beschwerden früh losgegangen waren, also noch vor der letzten Blutung. Wer dagegen schon in der Postmenopause war, als die erste Hitzewallung kam, hatte »nur« 3,4 Jahre damit zu tun. Im Mittel ging es geschlagene 7,4 Jahre lang. Es ist also völlig richtig, von Wechsel*jahren* zu sprechen, das Ganze zieht sich.

30. Und wie höre ich mit der Hormontherapie auf? Einfach alles weglassen?

Besser ist es, die Dosis zu reduzieren, 14 Tage bei der niedrigeren Dosis zu bleiben, und wenn alles gut ist, weiter zu reduzieren – Mediziner sagen »ausschleichen« dazu. Damit ist die Wahrscheinlichkeit kleiner, dass erst mal wieder Symptome zu spüren sind. Wer schon bei der niedrigsten verfügbaren Dosis angekommen ist, kann tricksen, also etwa die Tabletten teilen.

Gemeinerweise geht das nicht bei allen Tabletten einfach so, selbst solche mit Kerbe sind nicht zwangsläufig dazu geeignet, denn es gibt auch so genannte Schmuckkerben. Und bei kleinen Pillen oder Weichgelatine-Kapseln versagen selbst Tablettenteiler aus der Apotheke, eine Art Tablettenguillotine in der Plastikbox. Man hat aber immer die Möglichkeit, nur noch jeden zweiten Tag Hormone zu nehmen. Oder Sie steigen irgendwann auf ein Östrogengel um, damit ist das Ausschleichen am einfachsten. Denn auch nicht jedes Pflaster darf man einfach zerschneiden, das geht nur bei solchen, in denen der Arzneistoff in einer Matrix verarbeitet ist. Pflaster mit einem Gel-Depot darin laufen aus, wenn man sie teilt.

Aber natürlich gibt es auch die Möglichkeit, einfach alles auf einmal abzusetzen. Auf die lange Sicht hat das keine Nachteile. Welche Vorgehensweise für Sie höchstpersönlich optimal ist, können Sie mit Ihrem Frauenarzt oder Ihrer Frauenärztin besprechen.

31. Wenn die Wechseljahre vorbei sind, habe ich auch keine Beschwerden mehr, richtig?

Stimmt leider nicht. Hitzewallungen, das nächtliche Schwitzen und andere individuelle Gemeinheiten wie Schlafstörungen haben in den Jahren nach der letzten Blutung ihren Höhepunkt, das ist richtig. Aber danach können andere Themen wirklich unangenehm und teilweise riesengroß werden. Ich denke da vor allem an die Phänomene, denen ein langfristig erniedrigter Östrogenspiegel zugrunde liegt. Das können zum Beispiel Gelenkprobleme oder Knochenschmerzen sein, die Jahre nach der letzten Regel aus dem Nichts kommen, sodass man gar nicht mehr an Hormone denkt – die dann aber mit ein wenig Östrogen ganz schnell verschwinden, wenn man denn den Zusammenhang herstellt.

Vor allem denke ich hier aber an Scheidentrockenheit und Osteoporose. In den eigentlichen Wechseljahren, der Übergangsphase mit den schwankenden Östrogenspiegeln, sagen viele Frauen: Scheidentrockenheit? Betrifft mich nicht!, und dann betrifft es sie doch, aber eben erst ein paar Jahre später. Wobei ich den Begriff Scheidentrockenheit beschönigend finde, denn er klingt wie ein kosmetisches Problem oder wie eines, das nur sexuell aktive Frauen betrifft. Stimmt aber nicht, denn es kann zum Beispiel zu einem Juckreiz oder Brennen im gesamten Genitalbereich führen, bei dem man einfach nur noch ins Kissen beißen möchte. Und auch Harninkontinenz und ständige Blasenentzündungen können daran hängen.

Die Scheide und die äußeren Geschlechtsteile sowie die Harnröhre bzw. deren Verschlussmechanismus verändern sich zwangsläufig unter niedrigem Östrogen, die Haut bzw. Schleimhaut wird dünner und rissiger. Es kann auch dazu kommen, dass sich der Scheideneingang stark verkleinert und Penetration allein deswegen schmerzhaft ist. Solchen Veränderungen kann man vorbeugen, und man kann eine atrophierte Schleimhaut auch wieder aufbauen, und zwar mit ausschließlich lokal wirksamen Östrogenprodukten, siehe Frage 22. Sprechen Sie Ihren Gynäkologen oder Ihre Gynäkologin früh darauf an, denn sie sehen die Veränderungen, bevor Sie sie überhaupt spüren können.

Das andere Thema, das mir am Herzen liegt, ist die Osteoporose. Hier ist es leider nicht so einfach, mit einem Medikament lokal und risikoarm vorzubeugen. Und es ist noch viel leichter, das Thema zu ignorieren. Weil es überhaupt keine Schmerzen macht, bis zum gefürchteten Ineinandersinken der Wirbelkörper, wenn man mit Mitte 70 eine Tasche ins Auto hebt. Darum ist es leider nicht so, dass einen Osteoporose erst jenseits der Rente betrifft, wenn es vermehrt zu Knochenbrüchen kommt. Genau jetzt ist die Zeit, um sich damit zu beschäftigen, auch wenn das keinen Spaß macht. Wie man Osteoporose verhindert, dazu mehr ab S. 202. Hier erst mal nur der Appell, beim nächsten Check-up bei Arzt oder Ärztin das Thema anzusprechen. Das gilt natürlich umso mehr, wenn Ihre Eltern mit Osteoporose zu tun haben oder hatten.

32. Muss ich noch verhüten, wenn ich keine Blutungen mehr habe?

So einfach ist es leider nicht. Keine Blutung zu haben zeigt nur an, dass es zuletzt keinen Eisprung gab. Wenn die letzte Regel noch nicht lange her ist, kann aber jederzeit noch mal ein Eisprung kommen. Schwangerschaften in der Wechselzeit sind total selten, ja, und sie enden oft in einer Fehlgeburt und insgesamt in großem Kummer. Aber manchmal kommt ein Kind durch – die älteste Gebärende, von der ich aus zuverlässiger Quelle weiß, war 56 Jahre alt. Wenn Sie für sich ausschließen möchten, dass Ihnen das passiert und Sie noch keine 50 Jahre alt sind, sollten Sie darum bis zwei Jahre nach der letzten Blutung verhüten. Für alle, die ihren 50. schon gefeiert haben, verkürzt sich der Zeitraum auf ein Jahr.

33. Was sind Phytohormone, und wie sinnvoll sind sie?

Phytoöstrogene sind Pflanzeninhaltsstoffe, die sich an Östrogenrezeptoren binden können, weil sie Östrogenen strukturell ähneln: Bestimmte wichtige Bauteile der Moleküle sind in vergleichbarem räumlichem Abstand zueinander angeordnet, so dass ein Andocken möglich wird. Die Bindung ist allerdings weniger stabil, darum wirken sie viel schwächer. Wir haben es hier also mit einer Art von Pflanzenhormonen zu tun, im Gegensatz zu den bioidentischen Hormonen, die ja auch gern mal als »natürliche Hormone« bezeichnet werden.

Es gibt drei Gruppen von Phytoöstrogenen: **Isoflavone** kommen vor allem in Soja, Rotklee und Hülsenfrüchten vor, **Lignane** in Leinsamen, Kürbiskernen, Oliven und **Stilbene** im Rhapontikrhabarber (nein, das ist nicht der aus dem Garten, sondern einer, der auch »Sibirischer Rhabarber« genannt wird). Stilbene sind Strukturen mit zwei Ringen im Molekül: Resveratrol, ein tolles Antioxidans aus der roten Traube, zählt dazu, aber auch synthetische Stilbene wie das Diethylsilbestrol – ein Arzneistoff, der bei drohender Fehlgeburt gegeben wurde und der, wie man heute weiß, den ungeborenen Kindern geschadet hat.

Die Traubensilberkerze, eine der bewährtesten Pflanzen gegen Wechseljahresbeschwerden, enthält übrigens keine Phytoöstrogene, zu ihr mehr ab S. 102. Eine Besonderheit ist, dass Phytoöstrogene teilweise erst im Darm in die eigentlich aktive Form umgewandelt werden, erst hier entsteht beispielsweise aus dem Soja-Isoflavon Genistein das Equol – aber nicht jede von uns hat die Darmbakterien, die dazu nötig sind. Phytoöstrogene sind »in« und sollen ein wichtiger Grund sein, warum Asiatinnen so viel weniger über Wechseljahresbeschwerden klagen, schließlich essen sie sehr viel Soja. Aus meiner Sicht gibt es vier Dinge, die jede Frau über Phytohormone wissen sollte.

Phytohormone wirken vielschichtiger als die »echten«

Phytoöstrogene binden sich an bestimmte Östrogenrezeptoren, das stimmt. Anders als das körpereigene Hormon können sie diese aber nicht nur aktivieren, und damit die Wirkung hervorrufen, die auch Östrogen selbst vermittelt. Sie können sie auch blockieren. Der jeweilige Rezeptor ist dann besetzt und für körpereigenes Östrogen nicht mehr erreichbar. Wenn viel davon im Körper einer Frau zirkuliert, wirken Phytohormone darum eher antiöstrogen. In der zweiten Lebenshälfte, bei niedrigerem Östrogenspiegel, kommt dagegen der gewünschte Effekt zum Tragen.

Anders als ein Hormonpräparat bessern Phytoöstrogene Wechseljahresbeschwerden aber erst nach etwa vier Wochen, man braucht also immer Geduld. Um diese Lücke zu füllen, werden sie manchmal mit einem Hormonpräparat kombiniert, das man dann bald wieder ausschleicht.

Phytoöstrogene stecken in vielen Lebensmitteln (siehe die Tabelle auf der nächsten Seite), und zwar in sehr gesunden: Leinsamen ist allein schon wegen seiner vielen Ballast- und Schleimstoffe eines der tollsten Lebensmittel überhaupt, Hülsenfrüchte sind erstklassige pflanzliche Proteinlieferanten, und man kann nur dazu raten, reichlich davon zu verzehren, ob mit oder ohne Hitzewallungen.

Ob es frau dann aber wie den Asiatinnen ergeht, wenn sie viel Soja usw. isst? Ich glaube es ehrlich gesagt nicht. Schließlich fangen diese ja nicht erst mit Mitte 40 an, ganz anders zu essen. Und sie haben einen anderen Blick auf die Wechseljahre, was sicherlich auch damit zu tun hat, dass ältere Menschen in asiatischen Kulturen mehr Anerkennung und Respekt erfahren. Ich kann mir nicht vorstellen, dass man mit ein paar Phytohormonen in der Lebensmitte denselben Effekt errcichen kann. Und ich halte es für sehr gut möglich, dass Asiatinnen zwar Hitzewallungen haben, aber anders damit umgehen.

Tabelle: Phytoöstrogene in Lebensmitteln

Lebensmittel	Isoflavone mg/100g (Frischgewicht)
Sojabohnen[1]	60-145
Tofu[1]	13,5 - 33,2
Sojamilch[1]	4,7 - 9,7
Miso[1]	60,4
Bohnen (verschiedene Sorten)[2]	0 - 6,3
Erbsen (verschiedene Sorten)[2]	0 - 7,3
	Lignane µg/100 g (Trockengewicht)
Leinsamen[3]	371100
Kürbiskerne	21400
Roggen[1]	112,1
Gerste[1]	58
Nüsse (verschiedene Sorten)[3]	96-257
Brokkoli[1]	437
Oliven[1]	1254
Erdbeeren[1]	1578,1
Cranberry[1]	1054

[1] Jackson/Gilani 2002, [2] USDA Database 2008, [3] Adlerkreutz/Mazur 1997
entnommen aus: https://www.ugb.de/phytooestrogene/phytooestrogene-in-lebensmittel/

Die Datenlage ist unübersichtlich

Wie wirksam Phytohormone tatsächlich sind, ist noch nicht abschließend geklärt. Es gibt ein einziges Review der renommierten Cochrane Collaboration, die ja so eine Art heiliger Gral der Evidenz ist, vom Dezember 2013. Und es beschäftigt sich ausschließlich mit der Wirkung von Phytoöstrogenen auf Hitzewallungen, nicht auf Osteoporose, nicht auf Gelenkschmerz, nicht auf Stimmungsschwankungen usw. Demnach ist der Effekt nicht überzeugend. Am aussichtsreichsten erscheint noch das Isoflavon Genistein, und zwar in einer Dosierung von 30 bis 60 Milligramm am Tag. Eine andere Übersichtsarbeit von 2016 bescheinigt Phytoöstrogenen, dass sie zwar Hitzewallungen reduzieren, nicht aber nächtliche Schweißausbrüche. Es ist alles nicht so eindeutig, und weil nur große Sammelauswertungen richtig aussagekräftig sind, muss man sagen: Die Datenlage ist wirklich bescheiden.

Wenn man aber die Latte deutlich senkt und sich Einzelstudien anguckt, auch wenn sie teilweise klein und methodisch weniger überzeugend sind oder Mitarbeiter der Pflanzenextrakt-Herstellerfirma zu den Autor*innen zählen, sieht es besser aus. Da geben zahlreiche Arbeiten Hinweise auf eine gute Wirksamkeit, etwa des Rhapontikrhabarbers, der in den letzten Jahren beliebter geworden ist: Im Verlauf von zwölf Wochen reduziert er Hitzewallungen vergleichbar gut wie eine sehr niedrig dosierte Hormontherapie, so eine Arbeit von 2010.

Solche Hinweise würde ich nicht einfach wegwischen, schon gar nicht, wenn es mir dreckig geht und ich keine Hormone nehmen will. Zumal bei pflanzlichen Mitteln die Datenlage traditionell dünner ist als bei den chemisch-synthetischen (siehe ab S. 109 zum Thema pflanzliche Arzneimittel). Ebenso wenig würde ich über die Erfahrungen aus vielen, vielen Jahren hinweggehen wollen. Allerdings gilt natürlich auch bei den pflanzlichen Mitteln:

Wo eine Wirkung ist, muss man auch Nebenwirkungen erwarten, etwa auf die Brust oder die Gebärmutter, wie bei Östrogen auch. Laut Stellungnahme des Bundesinstituts für Risikobewertung von 2015 gelten aber Sojapräparate mit bis zu 100 Milligramm Isoflavonen pro Tag bei einer Einnahmedauer von bis zu zehn Monaten als sicher, selbiges gilt für Rotkleezubereitungen mit bis zu 43,5 Milligramm Isoflavonen, wenn man sie maximal drei Monate nimmt. All diese Vorgaben beziehen sich allerdings nur auf Frauen in der Postmenopause. Für jüngere, deren letzte Blutung noch bevorsteht oder weniger als ein Jahr her ist, geben die vorhandenen Daten keine Aussage her, so das Institut. Und wer eine östrogenabhängige Krebserkrankung hatte oder hat, sollte keine Phytoöstrogene nehmen, das steht auch eindeutig in der Stellungnahme, genau wie in der Leitlinie. Mit welchen eventuellen Wirkungen man rechnen muss, wenn man Phytoöstrogene über Jahre hinweg nimmt, ist noch nicht klar.

Man muss beim Einkaufen sehr aufpassen
Phytoöstrogene sind sehr oft als Nahrungsergänzungsmittel auf dem Markt, bei Soja zum Beispiel kenne ich kein einziges zugelassenes Arzneimittel, und beim sibirischen Rhabarber fällt mir auch nur eines ein. Nahrungsergänzungsmittel müssen aber anders als Arzneimittel ihren Nutzen nicht in den aufwendigen Zulassungsstudien beweisen, die das Arzneimittelgesetz vorschreibt. Und sie unterliegen dem strengen Gesetz auch nicht, was die Herstellung angeht. Dabei ist es gerade bei der Pflanzenmedizin so wichtig, enormen Aufwand zu betreiben, warum, beschreibe ich ausführlich ab S. 109.

Ich würde darum immer ein Arzneimittel bevorzugen, wo es möglich ist, und ein Nahrungsergänzungsmittel würde ich nicht irgendwo im Internet bestellen. Aber selbst mit Apothekenware und mit Arzneimitteln kann man noch alles falsch machen.

Leinsamen zum Beispiel (in der Apotheke erhält man Arzneileinsamen mit festgelegtem Wirkstoffgehalt) enthalten reichlich Lignane, aber sie stecken in der Schale der Samen. Man muss diese also schroten, um heranzukommen, am besten frisch. Wer die Samen als Ganzes isst, scheidet sie – immer noch ganz – einfach wieder aus. Leinöl ist übrigens keine Alternative: Es ist zwar supergesund, weil es viele gute Fettsäuren enthält, die Lignane aber bleiben bei der Ölpressung im Presskuchen zurück und landen in der Tonne, wenn sie dem Öl nicht aufwendig wieder zugesetzt werden. Es lohnt sich also wirklich, das Vorgehen ganz genau mit dem Arzt oder der Ärztin, dem Apotheker oder der Apothekerin zu besprechen.

Sie sind trotzdem einen Versuch wert

Denn der Placeboeffekt ist nicht zu unterschätzen. Man findet ihn in allen Studien. Um erstaunliche 57,7 Prozent reduzierte allein das Placebo die Häufigkeit von Hitzewallungen in einer der Cochrane-Studien zur Hormonersatztherapie – das Östrogen war dann aber noch mal besser. Allein das Gefühl, etwas gegen die Hitzewallungen zu tun, scheint hier einiges zu verändern. Mal abgesehen davon kommen und gehen Hitzewallungen. Das ist ja gerade der Witz an den Wechseljahren, dass die Beschwerden irgendwann von allein aufhören.

Aus diesen Überlegungen heraus würde ich so ein Mittel nehmen, und ich kenne wenig Frauen, die nicht »erst mal was Pflanzliches« probieren wollten. Ich empfehle es auch meinen Kundinnen. Denn was soll man denn tun, wenn man merkt, da verändert sich was, und ich fühle mich nicht gut damit? Wenn man vielleicht schon einen Termin bei der Frauenärztin hat, aber der ist erst in acht Wochen, und gerade jetzt ist es so doof und man will selbst aktiv werden? Da erscheinen mir pflanzliche Mittel wie Phytoöstrogene bei allen Unklarheiten doch sinnvoll, vor allem viel aussichtsreicher als alternative Konzepte wie etwa Homöopathie. Denn es steht fest, dass diese Stoffe an die Rezeptoren andocken, auch wenn ihr Effekt auf Wechseljahresbeschwerden noch nicht gut abgesichert ist. Und na klar, besser wäre es, zweifelsfrei wirksame Methoden wie etwa die kognitive Verhaltenstherapie (siehe S.105) in den Alltag zu lassen, bei der man noch dazu keine Nebenwirkungen zu befürchten hat. Nur braucht man dafür erst mal einen Zugang, einen Moment, wo man sich der Methode zuwendet und oft auch einen Kurs oder festen Termin beim Therapeuten oder der Therapeutin. Bis dahin spricht einiges für ein pflanzliches Mittel. Fest steht aber auch: Bei schweren Wechseljahresbeschwerden kommt man nicht weit damit, dazu später mehr.

Wechseljahre – so ist es bei mir

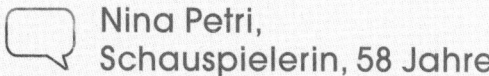 Nina Petri,
Schauspielerin, 58 Jahre

»Wie sehr man sich in die Verunsicherung hineinbegibt,
ist auch Beschlusssache.«

Für mich waren die eigentlichen Wechseljahre vollkommen unproblematisch: Meine Regel wurde erst immer schwächer, dann etwas unregelmäßig, dann blieb sie weg, mit 48. Mir war immer mal heiß, ja, aber eher tagsüber und wirklich nicht beeinträchtigend; ich kann mich an keine einzige Situation erinnern, in der es für mich unangenehm wurde. Das ist das dann ja wohl jetzt, dachte ich. Und kurz darauf: Das war es dann wohl. Denn nach zwei, drei Monaten waren auch die Hitzeanflüge vorüber, so schnell, dass ich es kaum richtig abgespeichert habe. Ich war gerade mitten in einer Trennung, alles, was daran hing, fand ich viel schlimmer.

Ich habe zwei Töchter, dass ich nun keine Kinder mehr würde bekommen können, hat mich nicht erschüttert. Da war nicht mehr die Spur eines Kinderwunsches. Und dass ich älter werde mit allen Konsequenzen, das war mir schon zehn, 15 Jahre früher schmerzhaft bewusst geworden: Als ich etwa 35 war, fing es an, dass ich viele Rollen nicht mehr bekam, weil sie mit jüngeren Frauen besetzt wurden. Ich konnte damals die Welt nicht mehr verstehen! Ich, zu alt für alles! Was da abging, hat mich zu Tode genervt: Ich spielte zum Beispiel die Rolle einer Mutter mit drei Kindern, das älteste fast schon erwachsen. Wann hätte ich dieses Kind denn kriegen sollen, habe ich mich gefragt, das passt ja alles gar nicht zusammen. Oder ich hatte Partner, die mal locker 20 Jahre älter waren als ich, und das wurde als passend empfunden. Damals hab ich gedacht, wenn das so weitergeht, spielst du mit 40 deine erste Oma-Rolle. Tatsächlich habe ich sie mit 39 gespielt.

Aber es fängt ja schon in der Literatur an: Auch in Romanen gibt es ganz wenig mittelalte Frauenfiguren, sie sind entweder jung oder Omas. Da fehlen einfach die Vorbilder. Und so sind die Wechseljahre das einzige spannende Thema in diesen Jahren. Darüber könnte man tolle Geschichten erzählen, aber das passiert nicht. Dabei wäre es so gut, wenn man darüber spräche. Stattdessen gibt es eher mal eine Revue, die über Hitzewallungen kalauert und dabei irre verklemmt bleibt: Als ich für so ein Projekt angefragt wurde, habe ich dankend abgelehnt. Zotige Witze über Stimmungsschwankungen zu reißen, darauf hatte ich gar keine Lust. Denn die basieren auf der Scham, und da muss man aufpassen, dass man gar nicht erst auf diese Spur gerät.

Das ist auch Beschlusssache. Ich habe schon in meinen 30ern damit begonnen, mir gut zuzureden und mich in Richtung Selbstwert zu pushen, statt mich zu sehr in die Verunsicherung hineinzubegeben und in die Angst, nicht mehr gesehen zu werden. Man kann sich da gut manipulieren, finde ich. Als die Wechseljahre dann kamen, war ich schon viele, viele Jahre damit konfrontiert gewesen, nicht mehr jung genug auszusehen oder zu wirken und hatte schon reichlich Zeit gehabt, eine Haltung dazu zu finden: Ich bin eine reife Frau, ich hab was zu erzählen und zu vermitteln. Und vor allem habe ich nicht vor zu vertrocknen, bis mein Leben vorbei ist.

Denn das sind die Wechseljahre auch, wenn sich vieles verändert: eine super Zeit für Aufbrüche, um etwas Neues anzufangen, das nach vorn weist. Die Kinder sind groß, und es werden Kapazitäten frei. Ich mache seit vorletztem Jahr eine gestalt- und körpertherapeutische Ausbildung zum Coach. Ich bin umgezogen und habe einen neuen Partner. Das alles setzt viel Energie frei, und ich hätte große Lust, mich auch in dem Bereich der Lebensberatung auszuprobieren, zumindest ergänzend zum Schauspielern. Mit dieser Lust an der Veränderung bin ich nicht allein, das sehe ich ja in meiner Ausbildungsgruppe.

Aber natürlich finde auch ich es nicht toll, älter zu werden. Was ist schon toll daran, beobachten zu müssen, wie die eigenen Kräfte nachlassen. Oder wie man nur noch viel weniger essen kann, ohne zuzunehmen. Ich nehme jetzt auch ein Nahrungsergänzungsmittel für meine Nägel, die sind sonst ganz brüchig. Meine Finger sind kräftiger und steifer geworden, und wenn ich eine längere Yogapause mache, ist mein ganzer Körper weniger beweglich. Und Scheidentrockenheit ist eine Gemeinheit! Wenn auch eine, die sich sehr gut mit Östrogencreme behandeln lässt. Das alles finde ich viel blöder als die Zeit um die letzte Blutung herum. Aber ich kann damit umgehen.

Und es gibt ja auch manches, das eindeutig besser ist als früher. Ich will zum Beispiel nicht mehr immer gefallen. In meinem Beruf ist man anhaltend einem Männerblick ausgeliefert, der muss gar nicht sexistisch sein, aber es geht immer um die Frage: Ist die was für mich, ja oder nein? Als ich jung war, habe ich mich sehr angestrengt, ich habe dafür gekämpft, dass diese Frage mit »Ja« beantwortet wird, dass man mich aufregend und anziehend findet. Das ist vorbei. Irgendwann habe ich begriffen, dass ich an diesen »Gefall mir!«-Blicken nicht interessiert bin. Und mit den Absendern nicht in den Austausch treten möchte, weil das gar nicht meine Welt ist, auch wenn ich es lange dachte. Das heißt nicht, dass ich nicht flirten und gefallen will, aber es ist kein Automatismus mehr. Ich bin da viel wählerischer als früher, und darin liegt eine große Befreiung.

Die Zipperlein und was dagegen hilft

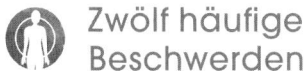 Zwölf häufige
Beschwerden

Hitzewallungen, Schlafstörungen, Stimmungsschwankungen ... das sind die Beschwerden, an die die meisten beim Stichwort Wechseljahre wohl als Erstes denken. Aber das ist längst nicht alles, was einem zusetzen kann. Auch, weil Östrogenrezeptoren praktisch überall im Körper sitzen. Ich kann darum nur jede Frau, die es in der Lebensmitte mit unklaren Symptomen zu tun hat, dazu ermutigen, die Frage zu stellen: Könnten das nicht auch die Hormone sein? Längst nicht alles, was man heute über das Klimakterium weiß, ist schon in den Praxen angekommen. Darum laufen viele mittelalte Frauen einen Ärztemarathon, etwa mit Gelenkproblemen. Ich habe hier die wichtigsten Beschwerden zusammengetragen, die im Zusammenhang mit den Wechseljahren bzw. mit schwankenden und sinkenden Östrogenspiegeln aufkommen können, die typischen wie die weniger bekannten, für alle war leider kein Platz. Ob Hormontabletten oder -pflaster jetzt oder zu einem späteren Zeitpunkt für Sie auch eine Therapieoption sein könnten, besprechen Sie bitte mit Ihrer (Frauen-)Ärztin oder Ihrem Arzt. Hier geht es vor allem darum, welche Therapiemöglichkeiten es sonst noch gibt bzw. was Sie ohne Rezept für sich tun können.

1. Ich zerfließe ... Hitzewallungen

2:11 Uhr: Ich wache auf, mein Herz hämmert, Hitze strömt aus meinem Bauch in den Kopf, lässt mein Gesicht glühen und strahlt aus meinem Schädel aus. So fängt das Buch *Fliegende Hitze* der US-Journalistin Darcey Steinke an. Ein tolles Wechseljahresbuch, man fängt fast selbst an zu schwitzen, so intensiv sind ihre Schilderungen: *Ich schlage meine Decke zurück und spüre in diesem ersten Moment gespenstischer Ruhe ein Feuer, das von meinen Organen auf die Muskeln und Haut übergreift. Ich würde am liebsten weglaufen, aber wohin soll man vor seinem eigenen Körper fliehen?*

Hitzewallungen sind nach einer Erhebung, für die der Hamburger Frauenarzt Prof. Kai J. Bühling 10 000 Frauen befragt hat, das häufigste Wechseljahressymptom. Mindestens 70 bis 80 Prozent der Frauen haben sie, und mehr als die Hälfte sucht medizinische oder eine andere Art von Hilfe dagegen. Es können über zehn am Tag sein, die erste kommt mit dem Morgenkaffee, die letzte im Schlaf, dazwischen in allen denkbaren und ungünstigen Situationen. Manche Frauen erleben in den Sekunden davor eine Aura, eine Art Übelkeit. Das Ganze zieht sich womöglich über zehn Jahre ... für viele eine echte Zumutung und ein sehr guter Grund, nach Hormonen zu greifen. Aber nicht jede will das, und nicht jede kann es, etwa wegen Brustkrebs oder einem hohen Risiko für Herzinfarkte.

Also, was hilft sonst noch gegen Hitzewallungen? Man kann es natürlich mit Phytohormonen versuchen, das liegt nahe. Ich habe darüber ausführlich ab S. 89 geschrieben. Und dann gibt es die **Traubensilberkerze**, Cimicifuga racemosa, das ist der Klassiker unter den Heilpflanzen bei Hitzewallungen. Die Traubensilberkerze hat hübsche, weiß-silbrige, kerzenartige Blütenstände, aber um die geht es gar nicht bei der arzneilichen Wirkung.

Die interessanten Wirkstoffe stecken vielmehr in der Wurzel (dem Wurzelstock, sagen Apotheker). Zum Einsatz kommt für gewöhnlich ein Trockenextrakt daraus, zu Tabletten bzw. Dragées verpresst. Wie die Pflanze genau wirkt, ist bis heute nicht klar. Und es gibt ein Cochrane-Review aus dem Jahr 2012, das zu dem Schluss kommt, die Wirksamkeit sei nicht ausreichend belegt, weil es nicht genug aussagekräftige Studien dazu gebe, also Studien, die die hohen Cochrane-Standards erfüllen. Es gibt aber genau wie bei den Phytohormonen eine Menge kleinerer Untersuchungen, und aus meiner Sicht ist die Traubensilberkerze absolut einen Versuch wert – wenn man ein zugelassenes Medikament kauft, das seinen Nutzen unter Beweis stellen musste, und nicht irgendwas im Internet, wo Cimicifuga draufsteht.

Und was ist mit den Nebenwirkungen auf die Leber, von denen manchmal die Rede ist? In den Beipackzetteln steht, dass es unter Cimicifuga-Präparaten zu Leberschäden gekommen ist, bzw. zu erhöhten Leberwerten. Darum müssen Sie mit dem Hinweis »… und keinen Alkohol trinken mit diesem Medikament!« rechnen, wenn Sie so ein Mittel kaufen. Andererseits ergab unter anderem eine große Erhebung, in die die Daten von fast 14 000 Patientinnen eingingen, keine Hinweise auf Leberprobleme. Dieselbe Studie zeigte auch, dass Cimicifuga nicht östrogenartig wirkt (siehe S. 90) und darum ganz richtig nicht bei den Phytoöstrogenen einsortiert wird. Trotzdem raten die Hersteller der gängigsten Präparate, dass man sie als Brustkrebspatientin nicht ohne ärztlichen Rat nehmen soll, das Gleiche gilt für Patientinnen mit einer vorgeschädigten Leber. Ich würde mit meiner Gynäkologin darüber sprechen. Und auch diejenigen ohne Vorbelastung sollten spätestens nach sechs Monaten mit einem Traubensilberkerzenpräparat mit Arzt oder Ärztin thematisieren, wie es weitergeht.

Eine andere Heilpflanze, die bei Hitzewallungen zum Einsatz kommt, ist **Johanniskraut**, gern zusammen mit Cimicifuga verarbeitet. Ich beschreibe es ausführlich beim Thema Stimmung (ab S. 127), denn es kommt auch zur Behandlung von leichten bis mittelschweren Depressionen zum Einsatz. Ich war immer davon ausgegangen, dass die Kombination beider Heilpflanzen dazu gedacht ist, neben Hitzewallungen auch Stimmungsschwankungen bzw. depressive Episoden zu bessern. Aber es ist mehr als das: Johanniskraut könnte über seine Wirkung auf die Hirnchemie auch Hitzewallungen reduzieren, siehe unten.

Ansonsten gibt es einen ganzen Strauß von Möglichkeiten, die allerdings leider zum größten Teil nicht annähernd so gut untersucht sind wie die HRT. Aber immerhin hat sich vor einigen Jahren die North American Menopause Society (NAMS) des Themas angenommen und die vorhandene wissenschaftliche Literatur systematisch durchforstet. Schließlich gibt es sehr viele Frauen, die nach Brustkrebs keine Hormone nehmen können, weil damit das Rückfallrisiko steigt, oder es schlichtweg nicht wollen. An das 2015 veröffentlichte Statement der US-Fachgesellschaft lehne ich mich im Folgenden an.

Was mich schon beim ersten Lesen amüsiert hat: **Sport**, gefühlt die Empfehlung, die man eigentlich bei egal was als Allererstes hört, hilft vermutlich nicht gegen die Wärmeattacken. Gleich drei Cochrane-Reviews kommen zu dem Schluss, dass es keine ausreichenden Beweise für einen Effekt gibt. Es ist also einigermaßen aussichtslos, seinen Hitzewallungen davonwalken zu wollen. Ebenso sollte man sich von 90 Minuten Yoga pro Woche nicht viel versprechen, selbst dann nicht, wenn man über zwölf Wochen hinweg dranbleibt. Auch der oft reflexhaft vorgebrachte Rat »Alkohol reduzieren« greift hier nicht, auch wenn das natürlich gesund wäre, genau wie mehr Sport. Doch einen

Zusammenhang zwischen Schweißattacken und Alkohol gibt es offenbar nicht. Hitzewallungen sind also das Gegenteil einer Zivilisationskrankheit, sie sind etwas nahezu Archaisches, das sich seinen Weg bahnt, auch wenn man noch so gesund lebt. Das Einzige, was der US-Fachgesellschaft zufolge in puncto Lebensstil zumindest einigermaßen aussichtsreich erscheint, ist Abnehmen – wenn man denn zu viel drauf hat. Die Maßnahme sei aber auch nur mit Vorsicht zu empfehlen, so die NAMS, mit dem Hinweis, dass es lange dauere abzunehmen, Frauen mit starken Hitzewallungen aber schnelle Lösungen brauchten.

Viel besser ist die **kognitive Verhaltenstherapie**, auch wenn sie natürlich auch nicht von heute auf morgen anschlägt. Dabei lernt man in Gesprächen und Übungen, anders mit einer Hitzewallung umzugehen. Die Idee dabei ist, sich über die Gedanken, Einstellungen und Erwartungen gegenüber den Schweißattacken bzw. den Wechseljahren klar zu werden. Die Wahrscheinlichkeit, dass man sich mit Vorstellungen herumschlägt, die einfach nicht stimmen, ist hoch (wie etwa:»Das Problem habe auf der ganzen Welt nur ich!«). Hat man sie erst mal erkannt, lassen sich solche unzutreffenden und belastenden Überzeugungen abstreifen. Und weil unser Denken beeinflusst, wie wir fühlen, kann das viel Erleichterung bringen.

Kognitive Verhaltenstherapie hilft zuverlässig, reduziert aber der North American Menopause Society zufolge – nicht überraschend – nur das Leiden an den Hitzewallungen, nicht deren Frequenz. Außerdem kann sie depressive Episoden, Schlafstörungen und sexuelle Probleme in den Wechseljahren lindern. Eine super Sache also, nur leider: Wer »kognitive Verhaltenstherapie und Wechseljahre« oder »kognitive Verhaltenstherapie und Hitzewallungen« jeweils mit der Heimatstadt googelt, kommt höchstwahrscheinlich nicht weiter. Man muss also bei den einzelnen

Verhaltenstherapeut*innen nachfragen, wie erfahren er oder sie mit der Behandlung von Wechseljahresbeschwerden ist. Mühsam! Und es ist erstaunlich, dass Wechseljahres-Selbsthilfegruppen, die solche Infos haben könnten, kaum zu finden sind. Auch Wechseljahres-Beraterinnen, die in den Niederlanden schon vor 15 Jahren mit den Krankenkassen abrechnen konnten, gibt es hierzulande nur vereinzelt. Und was ist mit einem Buch mit Selbsthilfeprogramm? Da kenne ich nur eins auf Englisch (2020 neu aufgelegt). Autorin ist Myra Hunter, Professorin für Klinische Gesundheitspsychologie am Londoner King's College. Sie stellt in dem Buch ein vierwöchiges Verhaltenstherapie-Selbsthilfeprogramm gegen Hitzewallungen vor, das in ihren Studien gut abgeschnitten hat. Ich würde mir so ein Buch sofort kaufen.

Und hilft **MBSR**, die achtsamkeitsbasierte Stressreduktion (Mindfulness Based Stress Reduction)? Diese Methode finde ich super und beschreibe sie ausführlicher weiter hinten beim Thema »Schlafen« (ab S. 110). Sie ist ausgezeichnet untersucht und bei vielen Gesundheitsproblemen sehr gut wirksam, und weit verbreitet ist sie auch. Doch bei Hitzewallungen ist sie nicht das Mittel der Wahl, weil vergleichsweise aufwendig zu erlernen und dabei wenig effektiv: Im achtwöchigen Untersuchungszeitraum besserten sich die Wechseljahresbeschwerden zwar, aber der Unterschied zur Kontrollgruppe war nicht statistisch signifikant, könnte also auch rein zufällig so ausgefallen sein. Die North American Menopause Society empfiehlt darum die kognitive Verhaltenstherapie ohne Wenn und Aber, MBSR jedoch »mit Vorsicht«.

Es gibt aber auch eine ganze Reihe Medikamente gegen die heiße Plage, jenseits von Hormonen. Und zwar solche, die auf die Chemie im Kopf wirken. Unter anderem Antidepressiva. Ausgerechnet Antidepressiva? Weil Hitzewallungen psychosomatisch sind, also durch seelisches Leid erst entstehen? Nein, das sind sie eben gerade nicht. Und die stimmungsaufhellende Wirkung dieser Mittel spielt, anders als man denken könnte, bei der Behandlung von Hitzewallungen gar keine Rolle. Sie kommt der Patientin allenfalls als Nebeneffekt zugute.

Vielmehr geht es darum, dass der schwankende Östrogenwert auch die Konzentration bestimmter Botenstoffe im Gehirn beeinflusst, darunter Serotonin – genau das sorgt dafür, dass das Temperaturkontrollsystem im Gehirn durcheinandergerät und überschießend reagiert. Die Folge: eine Hitzewallung. Auf diese Botenstoffe wirken die so genannten selektiven Serotonin- oder Serotonin-Noradrenalin-Wiederaufnahmehemmer (SSRI oder SNRI) ein, sie erhöhen deren Konzentration im Gehirn. Darum können diese Mittel Hitzewallungen nachweislich reduzieren, wenn auch nicht so gut wie Hormone. Die SSRIs Paroxetin, Citalopram und Escitolapram und das SNRI Venlafaxin scheinen am effektivsten zu sein; frau kann darauf hoffen, dass sie die Hitzewallungen mit so einer Therapie als nur noch halb so schlimm empfindet. Und dann gibt es noch ein paar andere Arzneien, die im Gehirn wirken und Schweißausbrüche reduzieren, etwa Gabapentin (ein Mittel gegen Epilepsie) und Clonidin (das gegen vieles wirkt, u.a. Bluthochdruck und Entzugserscheinungen). Alles Medikamente, die man wohl erst mal nicht gerne nimmt. Und jeder der hier genannten Arzneistoffe hat seine Vor- und Nachteile, seine Risiken, Neben- und Wechselwirkungen mit anderen Medikamenten. Was für Sie als Alternative zu Hormonen infrage kommt, sollten Sie in Ruhe mit Ihrem Frauenarzt oder Ihrer Frauenärztin besprechen.

Was ich vermisst habe in der US-Unterlage ist **Salbei**, den ich seit Jahrzehnten als beliebtes Mittel gegen Schweißattacken kenne. Vermutlich, weil Salbeitabletten gegen übermäßiges Schwitzen als so genanntes traditionelles Arzneimittel im

Einsatz sind. Sie haben also eine spezielle Zulassung, für die man – ganz kurz gesagt – nur nachweisen muss, dass ein Medikament nicht schadet, aber nicht, dass es wirkt. Die Datenlage beim Salbei ist dürftig, einige Studien sind aus den 1930er-Jahren und weit entfernt von den heutigen Anforderungen. Dennoch gibt es zahlreiche Hinweise auf einen Effekt, den man ja auch erklären könnte: Salbei enthält unter anderem adstringierende Gerbstoffe. Diese ziehen die alleroberste Hautschicht etwas zusammen, indem sie Eiweiße darin verklumpen lassen. Das tut nicht nur bei rauem Hals wohl, es passiert auch in den Schweißdrüsen. Der Wirkmechanismus ist darum vergleichbar mit dem von chemischen Antitranspirantien. Diese reduzieren den Schweißfluss dadurch, dass sie die Gänge in den Schweißdrüsen vorübergehend verengen. Dahinter stehen ebenfalls ihre adstringierenden Eigenschaften.

Man braucht übrigens keine Salbeitabletten zu kaufen, sondern kann auch erst mal zum Arzneitee aus geschnittenen Salbeiblättern greifen, der vielleicht noch im Schrank steht: Dazu einen Teelöffel (das sind ungefähr zwei Gramm) bzw. einen Filterbeutel mit 150 Milliliter kochendem Wasser übergießen, zehn Minuten ziehen lassen, abseihen. Da man das aber dreimal am Tag und über zwei bis vier Wochen machen muss, um die volle Wirksamkeit zu erreichen, würde ich auf Dauer schon die Tabletten vorziehen. Da braucht man auch nicht zu warten, bis sie abgekühlt sind (heiße Getränke können Schwitzen begünstigen). Und es lohnt sich, sie in der Apotheke zu kaufen oder in der Drogerie auf die Kennzeichnung »Arzneitee« zu achten. Nur dann können Sie sicher sein, dass der verwendete Salbei auch der richtige und dass sein Gehalt an Gerbstoffen auch ausreichend hoch ist.

Das muss ich hier noch loswerden ...
zum Thema pflanzliche Arzneimittel

Es gibt einen ganz grundsätzlichen Unterschied zwischen pflanzlichen und chemisch-synthetischen Wirkstoffen: In jedem pflanzlichen Mittel wirkt ein Gemisch aus sehr vielen Pflanzenstoffen. In einem Traubensilberkerze- oder Baldrianpräparat zum Beispiel kommen unterschiedliche Stoffe an, je nachdem, ob ich sie etwa mit Ethanol, mit Isopropanol (einem anderen Alkohol) oder mit Wasser herauslöse. Und auch, bei welcher Temperatur ich das tue, spielt eine Rolle. Weitere Faktoren, die die enthaltenen Pflanzenstoffe beeinflussen: wo die Pflanze angebaut wurde, wie viel die Sonne darauf geschienen hat, wie die geerntete Pflanze gelagert wurde und vieles mehr.

Darum »standardisieren« viele pharmazeutische Hersteller ihre Extrakte, das heißt, sie legen einzelne, besonders wichtige Wirkstoffe aus dem Gemisch fest und prüfen bei jeder einzelnen Charge, ob eine Mindestmenge davon darin enthalten ist. Das bedeutet: Ein handfester Beweis für die Wirksamkeit einer Pflanze liegt für gewöhnlich nur für ein spezielles Präparat bzw. den darin verwendeten, standardisierten Extrakt vor. Wenn also ein Mittel nicht wirkt, kann man noch ein anderes probieren. Was dabei – anders als bei den chemisch-synthetischen Mitteln – fast immer gilt: Phytoarzneien entfalten ihr volles Wirkpotenzial erst nach zwei- bis dreiwöchiger regelmäßiger Einnahme.

Ebenfalls typisch für Pflanzenmedikamente: Bei den Studien, die ihre Wirksamkeit belegen sollen, entspricht das so genannte Design oft nicht dem, was etwa die Cochrane Collaboration voraussetzt, um so eine Studie in einer ihrer Übersichtsarbeiten zu berücksichtigen. Es sind beispielsweise zu wenig Probanden, man legt im Vorfeld nicht fest, was genau bewiesen werden soll, es gibt keine Kontrollgruppe, die ein Placebo bekommt, usw. Oft stammen die Studien von den Herstellern selbst. Solche Erhebungen werden generell kritisch beäugt, und darum fordern Aktionsbündnisse wie etwa das Akademische Zentrum für Komplementäre & Integrative Medizin (AZKIM, www.azkim.de), dass mehr unabhängige, staatlich finanzierte Forschung zu Phytotherapie hermuss.

Bis deren Ergebnisse da sind, gilt aus meiner Sicht: Nur, weil der knallharte Wirksamkeitsbeleg fehlt, heißt das ja nicht, dass sie nicht wirken. Dasselbe gilt für Mittel, die den üblichen Zulassungsprozess gar nicht durchlaufen haben, sondern als so genanntes traditionelles Arzneimittel auf dem Markt sind, wie eben Salbeitabletten. Viele Heilpflanzen sind von der Kommission E (einem vom damaligen Bundesgesundheitsamt zur Beurteilung von Arzneipflanzen eingesetzten Expertengremium) positiv bewertet worden. Und es gibt ja auch so etwas wie Erfahrungswerte. ♥

2. Ich kann nicht schlafen

»Ich kann nicht schlafen«, das ist eine sehr, sehr verbreitete Äußerung mittelalter Frauen, die man gut erklären kann: mit sinkenden Spiegeln unseres körpereigenen Beruhigungsmittels Progesteron nämlich (siehe S. 25). Und weil Progesteron noch vor Östrogen absinkt, sind schlechte Nächte oft der erste Gruß der Wechseljahre (andere erste Grüße sind Brustspannen, Zyklusstörungen und Gereiztheit). Wenn dann irgendwann auch die Östrogenaktivität nachlässt, verkürzt das außerdem die Tiefschlafphasen, darum ist gerade das Aufwachen am superfrühen Morgen so typisch für diese Lebensphase. Und Schwitzattacken helfen auch nicht: Die wenigsten Frauen, die nachts in Schweiß gebadet aufwachen, drehen sich in ihrer gefühlten Pfütze um und versinken wieder in süßen Träumen. Nächtliches Schwitzen setzt selbst guten Schläferinnen zu.

Das Problem ist, dass sich schlechte Nächte aufschaukeln, eine oder zwei steckt man noch weg, aber irgendwann steht man vollkommen neben sich und springt dem Kind/dem Mann/der Kollegin bei jeder Kleinigkeit ins Gesicht, um dann frustriert zu sein. Man kann sich schlecht konzentrieren, hat Kopfschmerzen, und während man nachts stundenlang um den Schlaf gerungen hat, muss man den ganzen Tag lang dagegen ankämpfen, weil: soooo müde. Sehr unangenehm ist das und ein guter Grund, über Hormone nachzudenken.

Die Sache ist aber noch komplizierter als das, denn wie gut oder schlecht man schläft, ist nicht nur körperlich oder hormonell bedingt. Schlafen ist auch Kopfsache (dazu unten mehr). Und zu dem Zeitpunkt, zu dem sich die hormonelle Umstellung abspielt, ist das Leben einer Frau sowieso sehr oft kein Spaziergang, sondern sehr, sehr fordernd. Kinder, die viel brauchen, weil sie mitten in der Pubertät sind. Eltern, die gebrechlich werden, für die man die Einkäufe erledigt und die man zum Impfen fährt, statt wie früher umgekehrt. Im Job noch keinerlei Entlastung. Man schlägt sich allein durch oder ist in einer Partnerschaft, die für gewöhnlich keinen Rückenwind durch frisches Verliebtsein hat. Es ist alles viel ernster geworden, als es mal war.

Das spürt man als Druck, der einen wach halten kann, wenn man erst mal aufgewacht ist. Dann liegt man herum und macht sich Gedanken über die Altersvorsorge, dass man nicht vergessen darf, die Logopädiestunde des Jüngsten abzusagen, und was man tun muss, damit die Kinder endlich die Geschirrspülmaschine ausräumen oder den Müll rausbringen, ohne die Bitte danach mit einem »Gleich!« zu parieren und dann gar nichts zu tun. Oft auch über noch viel nervigere Dinge. Oder einfach darüber, wie hart der nächste Tag werden wird, wenn man ihn so übernächtigt durchstehen muss.

Und es stimmt, was die US-Autorin Ada Calhoun in ihrem viel beachteten Buch *Why we can't sleep* von 2020 sagt: dass nämlich die mittelalten Frauen von heute ein zusätzliches, ganz neues Unbehagen spüren – nämlich das, alle Möglichkeiten zu haben oder gehabt zu haben, oder zumindest in diesem Glauben aufgewachsen zu sein. Um jetzt, in der Mitte des Lebens festzustellen, dass wir unseren eigenen Ansprüchen und Erwartungen nicht gerecht werden konnten. Und dass unsere Werkzeuge, um ein Problem anzupacken oder einfach besser drauf zu kommen, bei den ganz grundsätzlichen Themen versagen: »Me-Time« auf dem Sofa oder mit Freundinnen, ein Plan mit Haushaltspflichten für alle Familienmitglieder und sich im Job noch mal so richtig reinzuknien in der Hoffnung auf eine späte Karriere, all das greift zu kurz oder es läuft komplett ins Leere. Weil man eben nicht immer alles erreichen kann und mit 50 klar sieht, dass man kein Restaurant mehr aufmachen wird, keine Doktorarbeit mehr schreiben und im Bundesangestelltentarifvertrag bei einer bestimmten Ziffer stehen bleiben wird, weil es einfach nicht geklappt hat mit der Beförderung. Das kann einen schon mal in eine Midlife-Crisis stürzen, auch wenn sie noch so privilegiert erscheint. Kaputte Nächte inklusive.

Also, es kommt eine Menge zusammen. Nach einigen Wochen schlechter Nächte bei mittelalten Frauen sind diese ein Thema für Frauenarzt oder Frauenärztin, oder aber für Hausarzt oder Hausärztin. Weil Schlafstörungen leicht chronisch werden können. Das ist nicht nur psychisch sehr belastend, es erhöht auch das Risiko, eine ganze Reihe anderer Krankheiten zu bekommen. Ich gebe Ihnen hier meine besten Tipps gegen Schlaflosigkeit:

Probieren Sie es mit etwas Pflanzlichem

In Studien schneiden pflanzliche Mittel wie Baldrian nicht immer so gut ab, dennoch helfen sie vielen. Eben weil Schlafen auch Kopfsache ist. Genau wie bei Schmerzen, Angst oder Depressionen gibt es keinen biologischen Marker, keinen Laborwert, den man messen kann, um die Qualität des Schlafes zu erfassen. Als wie schlecht wir ihn wahrnehmen, hängt immer auch von unserer Bewertung ab. Darum gibt es bei Schlafmitteln einen starken Placeboeffekt. Es ist also absolut sinnvoll, es erst mal mit einem sanften Mittel zu versuchen, insbesondere wenn das Einschlafen das größere Problem ist als das Durchschlafen. Die aussichtsreichsten Heilpflanzen aus meiner Sicht sind:

Baldrian. Die Baldrianwurzel (Valerianae radix) ist der Klassiker, ihre Wirkung ist am besten belegt. Die so genannte Valerensäure und andere Inhaltsstoffe erhöhen die Konzentration an GABA (Gamma-Aminobuttersäure) vor Ort, das ist der Botenstoff, über dessen Rezeptor auch chemische Schlafmittel wie Benzodiazepine wirken, und eben Progesteron bzw. seine Abbauprodukte. Am Patienten zeigt sich eine Schlafverbesserung: »Etwas schnelleres Einschlafen sowie ein geringfügig erhöhter Tiefschlafanteil«, so sagt es der Mutschler, DAS Arzneimittel-Lehrbuch schlechthin hierzulande. Wichtig: Die empfohlene Einzeldosis bei Baldrian-Fertigarzneimitteln sind 450 bis 750 Milligramm Trockenextrakt. Dosierungen unter 200 Milligramm werden mit einer so genannten paradoxen Wirkung in Verbindung gebracht. Soll heißen, man wird eher unruhig und erst recht wach. Insofern ist es erstaunlich, dass es Präparate auf dem Markt gibt, die gerade mal 45 Milligramm Baldrianextrakt enthalten. Übrigens deutet einiges darauf hin, dass die Kombination aus Baldrian und Hopfen noch besser bei Einschlafstörungen hilft als Baldrian allein. Grund sind die unterschiedlichen

Wirkmechanismen (über den GABA- bzw. den Melatoninrezeptor, siehe unten) die sich offenbar ergänzen. Laut Packungsbeilagen soll man Baldrian eine halbe bis eine Stunde vor dem Schlafengehen nehmen. Eventuell auch eine erste Dosis früher im Verlauf des Abends. Verbesserungen von Schlafqualität und Tagesbefindlichkeit zeigen sich in der Regel erst nach ca. zweiwöchiger Therapie. Trotzdem nehme ich Baldrian auch, wenn ich morgens um drei aufwache und nicht mehr runterkomme. Ich nehme dann eher eine höhere als eine niedrigere Dosis und habe den Eindruck, dass mir das hilft, oft zumindest. Ich vermute, dass im Kopf etwas passiert, nach dem Motto: Jetzt habe ich was geschluckt, jetzt wird es besser. Placebo vom Feinsten also. Darum finde ich auch Baldriantinktur gut. Weil sie so bitter schmeckt, spürt man auf einem weiteren Kanal, dass man etwas genommen hat. Außerdem wirken flüssige Arzneien generell etwas schneller, weil sie nicht noch zerfallen müssen, bevor sie den Wirkstoff freigeben. Da hat man erst recht das Gefühl, dass sich jetzt etwas tut.

Lavendel. Zum Einsatz kommen Lavendelblüten (Lavendulae flos) sowie das ätherische Öl daraus (Lavendulae aetherolum), in dem die wirksamen Bestandteile (25 bis 46 Prozent Linalylacetat und 20 bis 45 Prozent Linalool) stecken. Lavendelöl wird nach meiner Wahrnehmung unterschätzt, weil es so gut riecht, darum so angenehm ist und man es automatisch in Richtung Wellness sortiert. Die Stärke seiner schlafanstoßenden Wirkung kann man aber mit der von Baldrian vergleichen. Die richtige Dosierung wäre ein bis vier Tropfen auf einem Stück Würfelzucker oder Brot (oder eine Weichgelatinekapsel eines fertigen Lavendelpräparates) vor dem Schlafengehen. Man kann sich auch eine Mischung aus Olivenöl und ätherischem Lavendelöl (ein Teil Lavendelöl, neun Teile fettes Öl wie etwa Olivenöl) zubereiten und sich vor dem Schlafengehen damit (oder mit einem vergleichbaren Fertigpräparat) einreiben. Mehrere kleine Studien haben gezeigt, dass das Öl auch durch die Haut hindurch seine Wirkung entfaltet, genau wie beim Inhalieren. Das können schöne Rituale vor dem Zubettgehen sein, die zudem Kopf und Körper auf »Schlafen« einstellen.

Hopfen. Hopfenzapfen (Lupuli strobulus) machen ebenfalls müde und fördern die Schlafbereitschaft, wenn auch nicht so stark wie Baldrian oder Lavendelöl. Offenbar kann Hopfen mit seinen Bitterstoffen Humulon und Lupulon bzw. mit daraus entstehenden Verbindungen den Melatoninrezeptor aktivieren. In einer Tablette sollten 40 bis 90 Milligramm Hopfentrockenextrakt sein, in Kombination mit Baldrian reichen zehn bis 65 Milligramm. Wer sich Tee machen will, gießt einen Teelöffel zerkleinerte, getrocknete Hopfenzapfen mit 150 Milliliter kochendem Wasser auf und lässt das Ganze zehn Minuten ziehen vor dem Abseihen. Am besten mittags und abends je eine Tasse trinken.

Passionsblume. Das Passionsblumenkraut (Passiflorae herba) fällt hier ein bisschen aus der Reihe, denn es gehört zu den so genannten Tagessedativa. Sprich, es beruhigt, ohne müde zu machen. Wenn es den Schlaf verbessert, dann über die Beruhigung. Und beruhigen kann es offenbar wirklich gut: Die Passionsblume wird manchmal als pflanzlicher Tranquilizer beschrieben, weil man davon ausgeht, dass sie an dieselben Rezeptoren bindet wie die Benzodiazepine, also wie typische Beruhigungs- bzw. Schlafmittel. Aus meiner Sicht am sinnvollsten ist ein hoch dosiertes Fertigpräparat. Die empfohlene Tagesdosis liegt bei 1200 Milligramm Trockenextrakt. Das entspricht vier bis acht Gramm getrocknetem Kraut, die man natürlich auch als Tee, der

Urform der Phytotherapie, zu sich nehmen kann. Für eine Tasse einen Teelöffel zerkleinertes, getrocknetes Passionsblumenkraut mit 150 Milliliter kochendem Wasser übergießen, etwa fünf Minuten ziehen lassen, abseihen. Bis zu drei Tassen tagsüber trinken.

Lernen Sie ein Entspannungsverfahren

Autogenes Training, progressive Muskelrelaxation, Yoga, Meditation ... es gibt viele Techniken, um runterzukommen, und alle sind sinnvoll bei schlechtem Schlaf. Lernen Sie, was Ihnen gefällt. Wobei ich sagen würde: Die körperlichen Übungen bringen als Einschlafhilfe mehr als die rein geistigen, wie etwa die klassische Gedankenreise an den Strand. Ich persönlich mag den Bodyscan, das ist eine etwa 15- bis 30-minütige Körpermeditation, wie man sie in Kursen zur Stressreduktion lernt (MBSR, dazu auf der nächsten Seite mehr). Bei dieser Meditation wird der Körper systematisch von den Füßen bis zum Kopf durchgespürt – man erforscht die Empfindungen in jedem einzelnen Bereich, ohne sie verändern zu wollen. Das lenkt in jedem Fall ab und bringt einen aus der Gedankenschleife, in der man morgens um drei gerne festhängt. Eine Anleitung dazu kann man sich herunterladen (kostenlos zum Beispiel auf der Seite der Techniker Krankenkasse). Der Bodyscan ist eine sehr gute Einschlafhilfe, auch bei frühmorgendlichem Erwachen: Wenn ich fertig damit bin, mache ich noch einmal die Augen zu. Und häufig genug ist das Nächste, das ich mitkriege, das Weckerklingeln. Denn wenn es gut läuft, kommt es nach ca. 20 Minuten Körpermeditation zu einer tiefen Entspannungsreaktion, der so genannten Relaxation Response. Die vom vegetativen Nervensystem (also unbewusst) gesteuerten körperlichen Prozesse beruhigen und entspannen sich. Der Blutdruck sinkt, die Muskulatur entspannt sich, Herz- und Atemrhythmus werden ruhiger – eine super Sache. Was mir auch daran gefällt: der Gedanke, dass die Entspannungsreaktion den Schlaf zumindest teilweise ersetzen kann. Diese Vorstellung macht es leichter, von Anfang an gelassener zu bleiben. Man hat weniger Angst vor dem nächsten Tag. Aber ein bisschen ist es hier wie bei der Passionsblume, die gar nicht müde macht. Eigentlich sind Entspannungstechniken nämlich für tagsüber gedacht, sie machen nicht im eigentlichen Sinn schläfrig. Außerdem muss man sie erlernen und dann üben. Sie entfalten erst bei regelmäßiger Praxis ihre ganze Kraft. Idealer Zeitpunkt dafür ist übrigens der späte Nachmittag oder frühe Abend. Denn es gibt Hinweise darauf, dass die frühabendliche Konzentration des Stresshormons Kortisol im Blut eine Vorhersage darüber zulässt, wie gut oder schlecht man schläft: Je mehr davon um 17 Uhr im Körper zirkuliert, desto unruhiger die Nacht.

Besonders erwähnen will ich hier noch die **achtsamkeitsbasierte Stressreduktion** (MBSR, Mindfulness Based Stress Reduction), ein genau festgelegtes achtwöchiges Meditations- bzw. Achtsamkeitstraining, das der US-amerikanische Medizinprofessor Jon Kabat-Zinn entwickelt hat. Denn hier gibt es beispielsweise eine Untersuchung der Universität Minnesota, der zufolge das Programm ebenso gut gegen Schlaflosigkeit hilft wie acht Wochen lang jede Nacht Schlaftabletten (und danach bei Bedarf). Überrascht hat mich dieses Studienergebnis nicht, MBSR scheint mir die Antwort auf viele Fragen und Anforderungen unseres modernen, optimierten Lebens zu sein. Man lernt dabei, besser mit Stress und schlechten Gefühlen umzugehen, von denen die meisten von uns nicht zu knapp haben. Außerdem lernt man sich selbst besser kennen und kann sich liebevoller betrachten.

MBSR ist inzwischen weit verbreitet, man kann es auch in kleineren Städten lernen. Aber es erfordert Zeit, ein Kursabend ist 2,5 Stunden lang, hinzu kommt ein »Tag der Achtsamkeit« und natürlich das Üben zu Hause – 30 bis 45 Minuten pro Tag, so die Empfehlung. Und ganz billig sind die Kurse auch nicht, man muss sie als Investition betrachten. Autogenes Training oder Progressive Muskelrelaxation sind wesentlich schneller erlernt. Und zum Entspannen auch gut.

Das muss ich hier noch loswerden ...
zum Thema Meditation

Was MBSR alles kann, wurde in den letzten 20 Jahren intensiv erforscht. Bewiesen sind positive Wirkungen unter anderem in folgenden Bereichen:

Stress: Ein achtwöchiger MBSR-Kurs mindert Stress ebenso gut wie etablierte Entspannungsmethoden (zum Beispiel autogenes Training). Gleichzeitig reduziert das Achtsamkeitstraining Ängstlichkeit und Grübeln. Das führt zum Beispiel bei Brustkrebspatientinnen zu einer deutlichen Verbesserung der Lebensqualität.

Asthma: Obwohl das MBSR-Programm keinen Einfluss auf die Lungenfunktion hat, verbessert es signifikant die Lebensqualität der Patienten – und das sogar noch ein Jahr nach Abschluss des Kurses.

Schmerzen: Achtsamkeitstraining ermöglicht eine neue Einstellung zu Dauerschmerz. Hirnscans zeigen, dass unangenehme Reize zwar genauso intensiv sind, aber dennoch als deutlich weniger belastend wahrgenommen werden. Der Effekt: Die Betroffenen haben einen wesentlich geringeren Bedarf an Medikamenten.

Essstörungen: Das so genannte MB-EAT-Programm – eine Kombination aus MBSR und Informationen zu Ernährung und Essverhalten – reduziert die Zahl der Fressattacken bei Patientinnen von vier auf anderthalb pro Woche.

Depressionen: Achtsamkeitstraining in Verbindung mit einer Verhaltenstherapie senkt bei Menschen, die bereits mindestens drei depressive Episoden hatten, die Wahrscheinlichkeit für einen Rückfall um die Hälfte. 🖤

Lernen Sie alles Wichtige über den Schlaf

Informieren Sie sich, wie Schlafen am besten klappt. Denn da gibt es ganz klare Verhaltensregeln, auf die man von allein nicht unbedingt kommt. Der Schlaf wird beispielsweise besser, wenn man jeden Tag zur selben Zeit zu Bett geht und zur selben Zeit aufsteht. Wenn man sich wirklich nur zum Schlafen hinlegt und wieder aufsteht, sobald man 20 Minuten wach gelegen hat. Man sollte das Zimmer verlassen und erst wieder zurückkehren, wenn man meint, schlafen zu können.

Viele Leute haben auch falsche Vorstellungen. Es ist zum Beispiel eben nicht normal durchzuschlafen, und vor der Industrialisierung gab es das Konzept des achtstündigen Nachtschlafs auch gar nicht. Jeder, wirklich jeder von uns wacht nachts zigmal auf, aber erinnern können wir uns erst an Wachphasen von drei Minuten und mehr. Oder: Zu wenig geschlafen hat man nicht dann, wenn man sich morgens müde fühlt – das tun sehr viele Menschen. Sondern wenn man am Tage weniger leistungsfähig ist und sich mies dabei fühlt. Und mit den Jahren braucht man weniger Schlaf. Wer das nicht weiß, hat schnell ein Gefühl des Mangels. Gerade ältere Menschen mit Schlafproblemen legen sich oft bald nach der Tagesschau hin, und sind dann unglücklich, wenn die Nacht um drei Uhr zu Ende ist. Wenn man sechs Stunden geschlafen hat, ist das aber keine Schlafstörung, sondern eine Verhaltensauffälligkeit. Und das Gute ist: Sein Verhalten kann man verändern.

Es gibt sehr gute Ratgeberbücher zum Thema, besonders gefallen hat mir immer das Buch *Schlaf erfolgreich trainieren* von Beate Paterok und Tilmann Müller, wegen seines detaillierten Selbsthilfeprogramms. Oder Sie laden sich auf dgsm.de/

patienteninformationen die Broschüren der Deutschen Gesellschaft für Schlafforschung und Schlafmedizin (DGSM) herunter. Es gibt auch die Möglichkeit, ein Schlafseminar zu besuchen, wie sie immer wieder zum Beispiel von Kliniken angeboten werden. Sie wissen schon alles über den Schlaf, aber trotzdem wird er nicht besser? Dann würde ich mal über Programme bzw. Apps nachdenken, die einen richtig coachen. Die App »Siebenschläfer« zum Beispiel macht es leicht, das Gelernte auf die individuellen Umstände und Bedürfnisse anzuwenden. Programme wie »sleepio« bestehen aus wöchentlichen Sitzungen, mit deren Hilfe man all die Regeln für besseren Schlaf einfacher befolgen kann, weil einem ein virtueller Professor Ansagen macht. Eine Art Online-Verhaltenstherapie also, die sechs Wochen dauert. Erste Studien zeigen, dass das virtuelle Schlaftraining den Schlaf spürbar verbessert. Aber man muss sich wirklich drauf einlassen: Spätestens ab Woche drei wird es hart, denn dann wird die Zahl der Stunden begrenzt, die man im Bett verbringen darf. Man muss es also ernst meinen, auch weil das Programm wirklich teuer ist (nur die erste Woche ist kostenlos, ein Jahreszugang kostet an die 500 Euro).

Glauben Sie nicht, dass rezeptfreie Schlafmittel unproblematisch sind

Auch wenn Arzneistoffe wie Doxylamin und Diphenhydramin im engen Sinn gar nicht auf den Schlaf wirken, sondern vielmehr die Wachheit bekämpfen, indem sie den Wachmacherbotenstoff Histamin ausschalten. Doch »eine unkritische Empfehlung für die Selbstmedikation ist entschieden abzulehnen«, so sagt es die Arzneimittelbibel Mutschler (benannt nach dem Herausgeber des Lehrbuchs, einem ehemaligen Frankfurter Pharmazieprofessor). Die Verträglichkeit sei nicht besser als die der Benzodiazepine. Die Liste der möglichen Nebenwirkungen ist lang, auch Krampfanfälle des Gehirns und Blutzellschäden stehen darauf, hinzu kommen Wechselwirkungen mit vielen anderen Arzneien, die im Gehirn wirken. Für Kinder sind sie kürzlich in die Verschreibungspflicht gegangen (erstaunlich, dass sie je rezeptfrei waren), für Senioren sollen sie das bald. Ich finde rezeptfreie Schlafmittel vor allem deswegen problematisch, weil man sie natürlich immer wieder kaufen kann, auch wenn in den Beipackzetteln selbstverständlich steht, dass man sie nicht länger als zwei Wochen nehmen soll. Solche Mittel auf Dauer zu schlucken ist aber keine Lösung. Und verschreibungspflichtige Arzneimittel sind es natürlich auch nicht, weil sie abhängig machen können. Statt damit herumzuexperimentieren, würde ich mir viel eher Hormone verschreiben lassen. Und gucken, was die verändern.

Nehmen Sie die richtige Bettdecke

Schlafen Sie unter Daunen? Keine gute Idee, wenn nachts Schwitzattacken kommen. Denn Daunen halten wärmer als Synthetikfasern, und das ist dann unangenehm. Noch dazu kann man sie ohne Trockner nicht einfach in die Waschmaschine stecken, wenn sie schweißgetränkt sind. Allerdings nehmen Daunen grundsätzlich viel mehr Feuchtigkeit auf als Polyester und Polyamid. Für alle, die viel schwitzen, empfehlen Fachleute darum noch mal etwas anderes: Kamelhaar oder Kaschmir. Und auch Merinowolle scheint eine gute Idee zu sein und hat den Vorteil, dass sie nicht in die Reinigung muss. Genau wie Seide, die am wenigsten warm hält, also etwas für den Sommer wäre. Diese Naturmaterialien können sehr viel Feuchtigkeit binden, ohne dass sie sich nass anfühlen, verklumpen oder anfangen zu stinken. Darum sind sie eine gute Sache, wenn die Hitze vor allem nachts kommt. Und beim Bettbezug sollten es dünne und/oder locker gewebte Naturfasern sein wie Baumwolle oder Halbleinen. Schwere Fasern,

Satin oder mercerisierte Baumwolle könnten die feuchtigkeitsregulierenden Eigenschaften einer guten Decke ausbremsen. Und, auch ganz wichtig: Werfen Sie Ihre schwere Tagesdecke raus. Denn sonst kann die Bettdecke die Feuchtigkeit über den Tag nicht wieder abgeben.

3. Ich bin sooo gereizt und einfach schlecht drauf

Plötzlich biestig – so kann man wohl am besten beschreiben, was manche Frauen im mittleren Lebensalter erleben. Sie sind von jetzt auf gleich gereizt und schlecht drauf. Sie wissen, dass sie den Sohn beschimpfen werden, schon wenn sie nur seinen Wohnungsschlüssel im Schloss hören. Sie fauchen den Mann an, weil er das Marmeladenglas nicht fest genug zugeschraubt hat. Sie sind wütend und ungerecht. Noch unangenehmer als das Gefühl der Scham, das gleich nach dem Ausbruch aufkommt, ist das der Fernsteuerung: Es ist, als stülpe sich etwas Fremdes wie aus heiterem Himmel über das Gemüt, sodass man sich selbst kaum wiedererkennt. So hat es eine Freundin mal ausgedrückt. Ein bisschen übrigens wie bei den Hitzewallungen: Da haben mir auch Frauen berichtet, dass sie sie wie eine feindliche Übernahme wahrnehmen, die sich Momente zuvor sogar manchmal mit Übelkeit ankündigt. Manche Frauen brechen auch bei Katzenvideos in Tränen aus, sind dünnhäutig oder freudlos. Mit diesen wechselnden Stimmungslagen fühlen sie sich wie in die Pubertät zurückgebeamt.

Das Ganze wird dadurch besonders unangenehm, dass Stimmungsschwankungen in vielen Fällen schon zu einem Zeitpunkt auftreten, wo frau die Wechseljahre noch überhaupt nicht auf dem Zettel hat, weil sie wie ein Uhrwerk menstruiert. Ähnlich wie beim schlechten Schlaf. Schuld sind nämlich gar nicht unbedingt niedrige Spiegel des stimmungsaufhellenden Östrogens, wie sie am Ende der Wechseljahre stehen. Es geht auch um das Schwanken der Hormonwerte und um das Absinken des Entspannungshormons Gestagen, das ganz am Anfang der Umstellung stattfindet (siehe S. 44). Frau leidet und stürzt womöglich in schwere Selbstzweifel, weil sie sich fragt, wie sich ihr Wesen plötzlich so verändern kann. Allein weil das viel zu oft vorkommt, müssen wir alle mehr über die Wechseljahre sprechen!

Aber: Es kann natürlich genauso sein, dass eine Frau ihren Mann/das Kind/den Kollegen vollkommen zu Recht anschnauzt, und das schon vor Jahren mehr als angemessen gewesen wäre. Und nur weil man solche Töne von ihr nicht gewohnt und sie jetzt mittelalt ist, wird sie mit einem »Du bist wohl in den Wechseljahren« abgebügelt und herabgewürdigt. Dieser Hinweis ist nah angesiedelt an »Du hast doch deine Tage«, was wohl die meisten Frauen irgendwann in ihrem Leben haben hören müssen. Was heißt: Du bist hormongesteuert und nicht zurechnungsfähig. Eine Aussage, die auch deswegen so unerträglich ist, weil sie sich selbst fortsetzt: Die Tränen der Wut, die sie einem in die Augen treiben kann, werden natürlich auch gleich wieder als hormongesteuerte Überreaktion umgedeutet.

Ich finde, man muss hier unterscheiden: Auszurasten mag unangemessen sein, dahinter steht aber sehr oft doch ein Thema, das es verdient, genauer betrachtet zu werden. Selbst bei so nichtigen Anlässen wie dem Marmeladenglasvorfall. Weil man zum Beispiel einfach schon so, so oft darum gebeten hatte, dass die Deckel fest angeschraubt werden, damit einem das Glas nicht aus der Hand donnert, während man mit dem Deckel in selbiger doof dasteht. Und jetzt einfach genug davon hat.

Mir geht es hier aber eigentlich noch um etwas ganz anderes, noch Schwerwiegenderes, was auch gern mal mit »Das sind halt die Wechseljahre« abgetan wird, von den Frauen selbst wie von ihrer Umwelt: handfeste depressive Verstimmungen, oder ihre große, zerstörerische Schwester, die Depression. Denn diese alte Überzeugung lebt eben doch noch in vielen Köpfen, gut versteckt hinter all unseren modernen Ansichten und Fähigkeiten krallt sie sich fest: dass es für eine Frau kaum auszuhalten oder mit ihrer geistigen Gesundheit vereinbar sei, wenn ihre einzige, wahre Lebensaufgabe abgehakt ist – nämlich Kinder zu kriegen und sie großzuziehen. Insofern ist ja klar, dass die Wechseljahre sie in eine Lebenskrise stürzen müssen, so die Unterstellung. Und wenn sie schlecht drauf kommt, ist das dieser Logik entsprechend nicht pathologisch, sondern im Gegenteil eine angemessene Reaktion auf einen biologischen Sachverhalt.

Diese alte Überzeugung, oder zumindest ihr langer Schatten, vergeht einfach nicht. Obwohl viele Frauen gar keine Kinder haben. Und immer mehr Mütter ihre Babys erst kriegen, unmittelbar bevor der Prozess der Hormonumstellung beginnt – oder sogar währenddessen. In dem Alter, als unsere Eltern uns haben ziehen lassen, sitzen sie mit ihren Kindern nicht selten noch in der Sandkiste. Ich finde, man muss auch hier genauer hinschauen: Na klar geht etwas zu Ende, wenn Söhne und Töchter aus dem Haus gehen. Aber die meisten Mütter freuen sich sehr über die hinzugewonnenen Freiheiten und feiern sich für das, was aus den Kindern geworden ist. Und nur weil viele Menopausefragebogen psychische Symptome abfragen, gehören sie nicht automatisch dazu.

Wahr ist aber natürlich auch, dass das Leben eine Zumutung sein, einen überfordern und traurig machen kann. Und exakt in der Lebensphase, in der die Wechseljahre über die Bühne gehen, findet nun mal ganz schön viel statt, mit dem man auch erst mal klarkommen muss. Von der schieren Menge der Aufgaben und den Pandemieherausforderungen der letzten Jahre mal ganz abgesehen. Die Eltern brechen sich die Knochen, werden bettlägerig und brauchen von heute auf morgen einen Platz in einer Einrichtung oder eine 24-Stunden-Pflegekraft. Die Kinder weinen nicht mehr, weil ihnen Eimer und Schaufel stibitzt wurden, sondern weil sie durchs Abi geflogen oder verlassen worden sind. Sie haben echte, große Sorgen, die einem das Herz zerreißen können.

Und dann noch der eigene Verfall, die Gewissheit, dass die Kraft nachlässt. Die Erkenntnis, dass der Frühlingsstrauß an Möglichkeiten, die man als junger Mensch hatte, zu einem schmalen Bündel Gräser geworden ist. Mal abgesehen davon möchte ich die Frau sehen, die jede Nacht dreimal schweißgebadet aufwacht und dabei tagsüber ausgeglichen bleibt. Da kann man schon mal in die Krise oder zumindest aus dem Tritt geraten und frustriert sein. Und das als Zischen rauslassen, weil ein Familienmitglied die Zahnpastatube falsch abgelegt hat.

Es ist bekannt, dass Krisen Depressionen auslösen können bei entsprechender Disposition. Insofern ist es nicht verwunderlich, dass sie in genau diesem Alter am häufigsten sind: In der Gruppe der 45- bis 64-Jährigen, so das Robert Koch-Institut, erhalten zwölf Prozent der Frauen im Verlauf eines Jahres eine Diagnose »depressive Verstimmung« oder »Depression«; übrigens sind gut ausgebildete Frauen mit neun Prozent seltener betroffen als die mit niedrigerem Bildungsniveau (15 Prozent). Und das ist immer nur die Spitze des Eisbergs, denn das große Problem bei dieser Erkrankung ist ja immer schon und in allen Altersgruppen, dass sie viel zu oft nicht erkannt wird. Nicht von den Betroffenen selbst, und ebenso wenig von Arzt oder Ärztin. Dabei ist eine Depression eine sehr ernste Krankheit, mit weitreichenden Folgen für die Patient*innen wie für deren Angehörige. Und grundsätzlich ist sie gut behandelbar.

Aber bevor es um die Frage nach der möglichen Depression geht, braucht man natürlich Ideen, was gegen Gereiztheit und allgemeines Schlechtdraufsein hilft. Bei noch stabilem oder zumindest einigermaßen regelmäßigem Zyklus werden Stimmungsschwankungen oft mit der Pille behandelt – hier ist natürlich Ihr Frauenarzt oder Ihre Frauenärztin Ihr Ansprechpartner. Eine gute Option ist ansonsten **Mönchspfeffer** (Vitex agnus-castus), auch Keuschlamm genannt. Das ist ein Klassiker der Frauenheilkunde, und wer PMS (das Prämenstruelle Syndrom) oder Zyklusstörungen hat bzw. hatte, kennt diese Heilpflanze. Denn sie kommt unter anderem dann zum Einsatz, wenn ein Gestagenmangel eine Rolle spielen könnte (auch wenn man den Wirkmechanismus von Mönchspfeffer noch gar nicht zu 100 Prozent kennt). Wie eben bei PMS, das sich ja auch über die Stimmung bemerkbar macht. Und man muss sich auch gar keinen Tee kochen, im Gegenteil: Ein Fertigpräparat ist besser, denn die Dosierung muss stimmen und man sollte dranbleiben – mindestens über drei Monate hinweg. Es gibt zahlreiche Produkte, etwa in Dragéeform, die auch nicht die Welt kosten.

Für weitere Behandlungsmöglichkeiten habe ich natürlich meine Lehrbücher gewälzt, kam nur leider nicht sehr weit – das Thema Stimmungsschwankungen scheint erst dann so richtig interessant zu sein, wenn man selbst damit zu tun hat. Aber die Autorin Natalie Rösner hat für die *BRIGITTE WOMAN* mal ein Stück darüber geschrieben, und die Freiburger Ärztin und Heilpflanzenexpertin Heide Fischer befragt. Sie empfiehlt zwei bis drei Tassen **Frauenmanteltee** täglich, jedoch nicht mehr, da sonst die Verdauung leide. Dazu wird eine Drei-Finger-Gabe des Krauts (das, was man zwischen Daumen, Mittel- und Zeigefinger greifen kann) mit einer großen Tasse kochendem Wasser übergossen. Fünf bis sieben Minuten ziehen lassen, dann abseihen. Um den

Geschmack zu verbessern und die Wirkung abzurunden, könne man auch Melisse, Passionsblume und Johanniskraut zu gleichen Teilen zugeben. Oder man nimmt gleich eine fertige Frauenmantelkrauttinktur, zwei- bis dreimal am Tag empfehlen sich dann zwei Tröpfchen, so sagt es Heide Fischer.

Auch **Johanniskraut** allein wird bei Stimmungsschwankungen empfohlen, kann aber noch mehr. Es ist zur Therapie von leichten bis mittelschweren Depressionen zugelassen und dafür auf einem Kassenrezept verordnungsfähig. Eine tolle, sehr gut untersuchte Heilpflanze mit nachgewiesener Wirksamkeit, aber auch nicht ohne, gerade für Frauen: Johanniskraut kurbelt die Verstoffwechselung unter anderem von Östrogenen an. Wer die Pille nimmt, braucht darum zusätzlich Kondome, und auch die Wirksamkeit einer HRT kann Johanniskraut beeinträchtigen. Es macht lichtempfindlich, man darf also nicht in die Sonne gehen, wenn man es nimmt, sonst drohen schreckliche Hautreaktionen. Und es verträgt sich nicht mit Triptanen, das sind wichtige Migränemittel. Der Grund ist, dass beide über den körpereigenen Botenstoff Serotonin wirken. Triptane sind strukturell mit ihm verwandt. Johanniskraut sorgt für mehr davon. Darum kann die Kombi zu einem sogenannten Serotoninsyndrom mit Hitzewallungen und Herzrasen führen. Das kommt zwar nur ganz selten vor, aber wenn in der Apotheke eine Kundin ein Johanniskrautpräparat und dazu ein Triptan verlangt, müssen die Alarmglocken klingeln. Das gilt natürlich genauso bei Kombipräparaten aus Johanniskraut und Traubensilberkerze, die auch sehr beliebt sind (siehe S. 102 ff.).

Und helfen (chemische) **Antidepressiva** gegen Stimmungsschwankungen? Nein, dafür gibt es keine Beweise. Es ist darum ärgerlich, wenn sie mittelalten Frauen reflexhaft verordnet werden, denn auch das kommt vor. Sie sind nur dann hilfreich, wenn zugleich eine Depression diagnostiziert wurde. Anders als zwischenzeitig vermutet wirken sie in diesem Fall auch nicht besser, wenn zusätzlich Hormone gegeben werden. Und was ist mit Hormonen allein? Obwohl Stimmungsschwankungen so ein typisches Wechseljahres-Symptom sind, gibt es erstaunlicherweise bis heute keine großen Studien zur Wirksamkeit einer HRT auf die Stimmung. Und damit keine sichere Antwort auf die Frage. Aber mindestens, wenn starke Hitzewallungen mit im Spiel sind, würde ich darauf wetten, dass die Stimmung besser wird, wenn man Hormone nimmt. Weil solche Schweißausbrüche ein natürlicher Feind guter Laune sind. Bei Reizbarkeit zu Beginn der Wechseljahre können Gestagene einen Versuch wert sein, da würde ich einfach mal meine Frauenärztin drauf ansprechen. Reden Sie eventuell auch mit einem Psychiater oder einer Psychiaterin. Eine Psychotherapie kann sehr, sehr hilfreich sein im mittleren Lebensalter.

Was alle mit Stimmungsschwankungen, nein eigentlich wirklich jeder, wissen sollte: **Sport** ist ein super Stimmungsaufheller, Meditieren und Achtsamkeitsübungen helfen, dass einen schlechte Gefühle nicht ganz so übermannen. Beide Methoden werden nach meinem Empfinden immer noch unterschätzt, dabei ist ihre stabilisierende Wirkung schon lange bewiesen. Aber das Wichtigste ist, glaube ich, sich selbst liebevoller zu betrachten, Verständnis und Nachsicht für sich aufzubringen. Drüber zu lachen, wo es möglich ist. Sich zu entschuldigen, wo es nötig ist. Und genau zu gucken, wie man sich fühlt: ob eher wütend und gereizt, oder entmutigt, freudlos und ohne jeden Antrieb. Denn das Gegenteil von Depression ist nicht Fröhlichkeit, sondern Interesse und Energie.

4. Ich kann mich nicht mehr bewegen!
Morgensteifigkeit und andere Gelenkschmerzen

Ich kenne sie gut: Die Momente, in denen zu spüren ist, dass man nicht mehr so beweglich und fit ist wie mit 20. Wenn man beim Yoga nicht mehr mit den Händen auf den Boden kommt. Wenn die Tochter vor einem in den Spagat sinkt, und man sich dunkel erinnert, dass man das auch mal gemacht hat, einfach so aus Spaß. Oder wenn man noch tagelang seine Arme spürt, nachdem man das Schlafzimmer gestrichen hat. Neben solchen freundlichen, müden Alterserscheinungen gibt es aber auch die Sorte Gelenkschmerzen, die einem praktisch jeden Tag das Leben schwer macht. Arthrose ist das große Stichwort, Gelenkverschleiß – eine wahre Volkskrankheit. Fast jeder und jede ist irgendwann irgendwie betroffen. Und wer reichlich Kilos zu viel drauf oder eine Verletzung überstanden hat, dessen Knorpel ist besonders belastet. Am häufigsten verschleißen die Knie, die Hüften, die Finger- und die Wirbelgelenke, also der Rücken.

Aber längst nicht jeder Knorpel, der im Röntgenbild geschreddert aussieht (bei dem sich Arthrose zeigt), verursacht auch Schmerzen – das tut sogar nur etwa jeder vierte. Und umgekehrt kann man bei Gelenkschmerzpatient*innen längst nicht immer in der Röntgenaufnahme auch sehen, was los ist. Es ist also oft sehr lange unklar, was eigentlich das Problem ist und wie man es am besten behandelt. Zumal es ja auch die chronische Polyarthritis oder rheumatoide Arthritis (besser bekannt als Rheuma) gibt, die gerade mittelalte Frauen auf dem Zettel haben sollten: Frauen erkranken dreimal häufiger als Männer, und zwar mit einem Peak zwischen 55 und 64 Jahren, bei Männern findet der zehn Jahre später statt. Und dann dürfen natürlich ein paar andere unschöne wie seltene Diagnosen hier nicht unerwähnt bleiben, die mit Gelenkschmerzen einhergehen, wie etwa Fibromyalgie (unklare Muskelbeschwerden, die ebenfalls vor allem Frauen treffen) oder Morbus Bechterew (eine Autoimmunerkrankung, die die Wirbelsäule versteift). Natürlich ist es richtig und wichtig, all diesen möglichen Ursachen nachzugehen. Genau deswegen gehören Gelenkschmerzen immer in fachärztliche Behandlung, man sollte nicht auf eigene Faust daran herumdoktern. Nur ist es eben möglich, dass Ihr Weg Sie über zahlreiche Fachärzt*innen (für Orthopädie, Rheumatologie) und bildgebende Verfahren (neben Röntgen auch Magnetresonanz, Ultraschall) und auch Blutuntersuchungen führt, aber leider zu keinem Ergebnis.

Was viele nicht wissen: Gelenkschmerzen können ganz einfach durch einen niedrigen Östrogenspiegel begründet sein. Gerade wenn der Schmerz im ganzen Körper zu spüren ist und eben nicht nur das rechte Knie oder die linke Hüfte zwickt. Und wenn er aus dem Nichts zu kommen scheint oder nach dem Schlafen auftritt, als Morgensteifigkeit. Ein Wort, über das man vielleicht lächelt, weil es so albern erscheint ... bis man selbst kaum noch aus dem Bett hochkommt. Mein Rat ist deshalb, bei Gelenkschmerzen ab dem mittleren Lebensalter auch die Gynäkologin oder den Gynäkologen des Vertrauens hinzuzuziehen, insbesondere wenn Sie schon länger nach einer Ursache suchen. Nach ein paar Wochen mit Hormonen könnten Sie sich im Fall des Falles wie ausgewechselt fühlen, denn dass Schmerzen zermürben, wissen wir alle.

Was Sie sonst noch für Ihre Gelenke tun können

Bewegen Sie sich!

Der Knorpel wird nicht durchblutet, sondern allein durch die Gelenkflüssigkeit mit Nährstoffen usw. versorgt – und zwar nur genau dann, wenn man körperlich aktiv ist. Denn dabei entsteht Druck auf das Gelenk, und dieser Druck bewirkt, dass alles, was der Knorpel loswerden will, herausgepresst wird. Lässt der Druck nach (nach einem Schritt zum Beispiel), kann sich der Knorpel mit frischer Gelenkflüssigkeit vollsaugen. Darum ist Bewegung nicht nur zur Vorbeugung von Gelenkproblemen so wichtig, sondern auch eine Möglichkeit zur Linderung. Nach spätestens 30 Minuten verschwinden Morgensteifigkeit und der so genannte Anlaufschmerz, der für Arthrose typisch ist. Die Morgengymnastik, die unsere Omas gemacht haben, war also mehr als nur ein kräftigendes Ritual. Aber Sie können natürlich auch Sonnengrüße machen, die Fünf Tibeter oder was Ihnen gefällt. Idealerweise sind Dehnungselemente mit dabei, gerade wenn die Gelenke am ganzen Körper schmerzen und nicht nur etwa das Knie. Denn dehnen tut dem Bindegewebe bzw. den Faszien gut, die alle Körperteile miteinander verbinden. Sie bestehen unter anderem aus Kollagen, und dass das unter Östrogen besser drauf ist, wissen wir von der Haut bzw. S. 71.

Halten Sie Ihr Gewicht oder nehmen Sie ab

Ich habe es oben schon gesagt: Extra Kilos bedeuten extra Last für die Gelenke, da gibt es keinen Zweifel. Weniger Übergewicht bedeutet darum weniger Schmerz. Mehr zum Thema Körpergewicht ab S. 158.

Beschäftigen Sie sich mit Ihrem Säure-Basen-Haushalt

Zugrunde liegt die Idee, dass das Blut übersäuern kann und dass das unter anderem den Gelenken gar nicht guttut. Es passiert vor allem dann, wenn man wenig Gemüse und viel Fleisch isst. Denn bei der Verstoffwechselung von Fleisch fallen Säuren an, während Gemüse, Obst, Kartoffeln und Kräuter für so genannte Basen sorgen, die Säuren ausgleichen können. Das liegt an ihrem hohen Mineralstoffgehalt: Basisch wirken hauptsächlich Verbindungen wie Kaliummalat, Calciumcarbonat oder Magnesiumcitrat. Soweit die Kurzform.

Der Säure-Base-Haushalt ist ein Thema, das nach wie vor sehr umstritten und nicht ausreichend belegt ist. Gerade Ärzte stehen ihm skeptisch gegenüber, kein Wort dazu steht in der Leitlinie etwa zur Kniearthrose. Und es ist ja grundsätzlich auch erst mal sehr naheliegend zu sagen, das sei alles Unsinn. Denn natürlich ist unser Körper darauf ausgerichtet, dass im Blut immer derselbe Säuregehalt vorherrscht (gemessen mit dem pH-Wert, der liegt zwischen 7,37 und 7,43). Und zwar ganz egal, wie wir uns ernähren – dafür ist dieser Wert einfach viel, viel zu wichtig, damit die Biochemie des Körpers überhaupt funktionieren kann. Ohne schwere Krankheit übersäuert das Blut also nicht, komme was wolle.

Aber: Damit das auch klappt, brauchen wir jede Menge so genannte Puffersubstanzen. Die gibt es zwar reichlich im Körper, aber offenbar kann das System an seine Grenzen gelangen und fängt dann an, basisch wirkende Verbindungen aus dem Notvorrat zu holen, nämlich aus Knochen und anderen Geweben. Es kann gar nicht anders, denn es muss den Blut-pH-Wert konstant halten, und sei es am unteren (sauren) Rand des Normbereichs. Das Räubern in den körpereigenen Vorräten ist gar nicht gut, denn wir brauchen diese Mineralstoffe an ihren ursprünglichen Bestimmungsorten, etwa um die Knochen stark und fest zu bewahren. Mal abgesehen davon sieht es danach aus, als könnten die ständig entstehenden Säuren auch dafür sorgen, dass sich bestimmte Eiweiße im Blut verändern. Das ist dann wie Pochieren von Eiern im kochenden Wasser: Die Proteine verändern ihre Struktur, werden zäh und können nicht mehr das tun, wofür sie gedacht sind. Und dazu gehört möglicherweise, Arthrose bzw. die Schmerzen dabei zu verhindern.

Genau hier kann und will ich nicht weiter erklären, denn nach wie vor fremdele auch ich mit dieser Theorie. Dennoch halte ich es für sehr gut möglich, dass der Säure-Basen-Haushalt die nächste große Sache ist, die, aus der Heilpraktikerecke kommend, einen festen Platz in der Schulmedizin einnimmt, so wie schon die Osteopathie oder die Überzeugung, dass die mikrobielle Besiedelung des Körpers, vor allem die Darmflora, ganz wichtig für die Gesundheit ist. Und ich will hier noch – total unwissenschaftlich, ich weiß – eine von mir über alle Maßen geschätzte Physiotherapeutin zitieren, die nun wirklich jeden Tag mit Patient*innen und ihren Gelenkproblemen zu tun hat. Und die mal ganz im Nebensatz zu mir sagte: »Gelenke, das ist doch meistens Säure/Base.«

Ich bin sehr gespannt, wie sich die Bewertung dieses Konzepts in den nächsten Jahren entwickelt. Aber ganz egal was man abschließend wird beweisen können und was nicht: Wir werden heute doch fast alle alt, und Gelenke nutzen sich nun mal mit den Jahren ab. Und die therapeutischen Möglichkeiten sind unbefriedigend. Da würde ich doch Säure/Base auf jeden Fall mal probieren, sprich: wenig Fleisch und viel Gemüse essen. Ist sowieso gesünder.

Natürlich gibt es beim Thema Säure-Basen-Haushalt noch viel mehr zu beachten und zu erfahren, es gibt zahlreiche Bücher dazu. Als Einstieg kann ich die Seite der Vereine für unabhängige Gesundheitsberatung UGB empfehlen (ugb.de, und dann weiter über das »Suchen«-Feld). Eventuell kann man auch ein Basenpräparat zu sich nehmen, das die so wichtigen Mineralien liefert. Die Auswahl ist riesig, und wer das hier gelesen hat, weiß auch, dass es gar nicht so sehr auf die einzelne Verbindung darin ankommt (also darauf, ob man etwa bei Magnesium ein Citrat, ein Lactat oder Oxid zu sich nimmt). Da kann man auch einfach nach bevorzugter Darreichungsform wählen – Portionsbeutel, Trinkampullen, Tabletten, was auch immer.

Das muss ich hier noch loswerden …

zum Thema Gelenkschmerzen

Ein Orthopäde oder eine Orthopädin, der/die eine Arthrose den entsprechenden Leitlinien gerecht behandelt, bekommt dafür in der Regel keinen Patient*innenpreis. Zu tief ist die Kluft zwischen den Einschränkungen, die die Betroffenen erfahren, und den therapeutischen Möglichkeiten, die bis heute zur Verfügung stehen – ganz verkürzt sind das Schmerz- bzw. Entzündungshemmer und Kortison, eventuell Hyaluronsäure, mal abgesehen natürlich von Physiotherapie, Anwendungen und Operationen. Und kaum etwas wirkt von heute auf morgen.

Darum stehen sehr viele Patient*innen in der Apotheke und möchten was »fürs Knie« oder »für die Hüfte«, oft zusätzlich zur fachärztlichen Behandlung. Der Markt an Mitteln ist riesig, und nach meiner Wahrnehmung stehen viele dieser Produkte in einer Grauzone. Man kann sie nicht mit voller Überzeugung empfehlen, weil die Wirksamkeit nicht eindeutig bewiesen ist. Aber wenn der Kunde unbedingt etwas für seine Gelenke tun will, auf eigene Faust und Rechnung, ist es mitunter sinnvoll, die Latte etwas niedriger zu hängen, als die ärztlichen Fachgesellschaften das in den Leitlinien tun. Allein schon, um die Kraft des Placebos und damit die Selbstheilungskräfte des Betroffenen abzurufen. Man kann es ja auch so sehen: Dass diese Produkte *nicht* wirken, ist für gewöhnlich ebenso wenig eindeutig geklärt.

Ein Beispiel ist Chondroitinsulfat, ein Mittel, das den Gelenkknorpel aufbauen will. In der aktuellen Leitlinie zur Gonarthrose (Arthrose im Knie) der Deutschen Gesellschaft für Orthopädie und Orthopädische Chirurgie (DGOOC) heißt es dazu, die publizierten Studien und Metaanalysen zur symptomlindernden Wirkung zeigten eine widersprüchliche Datenlage. Es gebe derzeit keinen sicheren Beleg für eine knorpelschützende Wirkung von Chondroitinsulfat bei Arthrose. Ähnliches sagt die Leitlinie zu Glucosamin, das ebenfalls als »Gelenknahrung« gilt: widersprüchliche Daten, keinen sicheren Wirksamkeitsbeleg für einen Knorpelschutz.

Zu Nahrungsergänzungsmitteln mit Weihrauch heißt es, die Datenlage zu Wirksamkeit und Unbedenklichkeit sei nicht ausreichend, um eine Empfehlung abzugeben. Auch zu Ingwer, Kurkuma, dem Extrakt der Rinde der französischen Seekiefer und zu einem Sojabohnen- und Avocadoextrakt sei eine Aussage nicht möglich, ebenso wenig für Arnikagel. Ein Beinwellextraktgel könne gegeben werden.

Es ist also fast überall dasselbe: Nix Genaues weiß man nicht, die meist kleineren Studien, die es bisher zu diesen Mitteln gibt, haben die Autoren nicht überzeugt. Wo ich die Leitlinie zur Kniearthrose aber übrigens ganz überraschend klar fand: Paracetamol sollte man nicht nehmen, denn es zeigt weder bei Knie- noch bei Hüftgelenksarthrose eine eindeutige schmerzlindernde Wirkung. Zu diesem Ergebnis kommt unter anderem eine Übersichtsarbeit mit fast 60 000 Patient*innen. Und an Studien mit so hohen Probandenzahlen kommt man nicht vorbei. Ibuprofen und Diclofenac sind besser geeignet, wobei ich immer erst mal Ibuprofen vorziehen würde, auch wenn es etwas schwächer wirkt. Denn Diclofenac hat ein ernstes Umweltproblem.

Teufelskralle, Brennessel und Weidenrinde, typische Heilpflanzen bei Arthrose, erwähnt die Leitlinie gleich gar nicht. Ich will sie hier aber trotzdem aufführen. Wenn Sie es damit versuchen möchten, ist es wie bei jedem pflanzlichen Arzneimittel wichtig, auf eine Standardisierung (siehe S. 109) und auf die richtige Dosierung zu achten. Wer trotz aller Ungewissheit sein Glück versuchen will, muss ein paar Wochen lang dranbleiben, man darf nicht mit einer schnellen Wirkung wie bei einer Schmerztablette rechnen. Und immer daran denken: Wenn man seine

Schmerzmitteldosis reduzieren kann, ist das auch schon ein Erfolg.

Die Teufelskralle ist sehr bitter, darum würde ich hier immer ein Fertigpräparat empfehlen und keinen Tee. Es scheint so zu sein, dass sie bei chronischen Gelenkproblemen mehr kann als bei akuten Geschichten, und gemäß den offiziellen Empfehlungen einer vom damaligen Bundesgesundheitsamt eingesetzten Kommission zur Bewertung pflanzlicher Arzneien ist sie als Begleittherapie bei degenerativen Erkrankungen des Bewegungsapparates sinnvoll. Die empfohlene Tagesdosis: 50 bis 100 Milligramm Harpagosid, das ist der Inhaltsstoff, auf den für gewöhnlich standardisiert wird.

Die Brennessel dagegen schmeckt gut und eignet sich insofern für Tees. Dennoch spricht auch hier einiges für ein standardisiertes Fertigpräparat, da es passieren kann, dass man beim Teekochen zu wenig Blattanteile erwischt. Und nur die enthalten unter anderem die Kaliumsalze, die für die entzündungshemmende Wirkung als wichtig angesehen werden. Für die richtige Dosierung laut Packungsbeilage vorgehen.

Die Weidenrinde ist sozusagen die Urmutter der Schmerz- und Entzündungshemmer, denn sie enthält Salicylsäure in Form von Salicin, aus der Acetylsalicylsäure (ASS, in Aspirin) entwickelt wurde (insofern muss man sich zum Beispiel über Magenprobleme als mögliche Nebenwirkung nicht wundern, sie sind auch eine ganz typische Nebenwirkung von ASS). Man sollte so viel Weidenrinde zu sich nehmen, dass man 60 bis 100 Milligramm Gesamtsalicin pro Tag zu sich nimmt. Dafür braucht man acht bis 15 Gramm Weidenrinde. Ich sag jetzt aber gar nichts zur Teezubereitung, denn ich finde auch hier ein Fertigpräparat besser – weil beim Teezubereiten nicht alle Inhaltsstoffe in den Tee übergehen. ♥

5. Mein Herz flippt aus

Wir sind es gewohnt, dass das Herz ganz unauffällig arbeitet und sich nur bei großer Aufregung oder Anstrengung mit festen, schnellen Schlägen bemerkbar macht. Darum ist es sehr beängstigend, wenn man es plötzlich so spürt. Wenn es einem bis zum Halse schlägt, eilig und stark, oder aussetzt und stolpert. Aus dem Nichts heraus und gerade abends, wenn man zur Ruhe kommt. Aber auch in jeder anderen Situation kommt das vor. Solche Veränderungen des Herzrhythmus können eine ganz harmlose Ursache haben, auf die man einfach nicht kommt: die Wechseljahre, genauer gesagt die stark schwankenden Östrogenwerte, die eben auch auf das vegetative (das unbewusste) Nervensystem wirken, das den Herzschlag reguliert.

Während Hitzewallungen und Schlafstörungen in der Wechselzeit recht gut untersucht sind, gibt es vergleichsweise »wenige Studien, die sich mit Palpitationen befassen«, so schreibt es die *Ärzte Zeitung* und meint mit dem Fremdwort genau solches Herzklopfen. Und in der von mir so oft zitierten Leitlinie zur Peri- und Postmenopause taucht das Problem überhaupt nicht auf, man muss also befürchten, dass es bei Frauenärzt*innen auch nicht ganz oben auf liegt. Dabei macht es einer Studie von 2020 zufolge, für die 759 Frauen mit Hitzewallungen befragt wurden, vielen zu schaffen: Ein Viertel hatte sich in den vergangenen zwei Wochen wegen Herzschlägen Sorgen gemacht, von »ein bisschen« bis »extrem«. Und als der Hamburger Gynäkologe Prof. Kai J. Bühling 10 000 Frauen nach Wechseljahresbeschwerden fragte, nannten sogar 63 Prozent »Herzrasen«. Das sind natürlich viel, viel mehr als ein Viertel, aber sehr oft tritt das Herzrasen mit einer Hitzewallung zusammen auf, dann ist es zwar unter Umständen unangenehm, aber weniger beunruhigend, weil man es gleich richtig zuordnet.

Vielleicht tut es gut zu wissen, dass das Herz nie ganz gleichmäßig schlägt. Eine Herzfrequenz von 60 Schlägen pro Minute bedeutet nicht, dass der Abstand zwischen aufeinanderfolgenden Herzschlägen immer eine Sekunde beträgt. Stattdessen ist er einmal 0,65 Sekunden lang, an anderes Mal liegen 1,3 Sekunden zwischen zwei Schlägen. Das nimmt man überhaupt nicht wahr, aber es lässt sich im EKG (Elektrokardiogramm) messen: Die Zacken sind niemals exakt gleich weit voneinander entfernt. Genau diese Abweichung ist die so genannte Herzfrequenzvariabilität, kurz HRV. Und es gilt: Je stärker diese Abstände um einen individuellen Grundwert schwanken (je größer also die HRV), desto besser kann sich der Körper an körperliche und seelische Belastungen anpassen. Ein tanzendes Herz ist also ein gesundes Herz.

Und vielleicht tut es gut zu wissen, dass Herzrhythmusprobleme, die man nicht spürt, als viel gefährlicher gelten. Auch wenn Rhythmusstörungen bei Anstrengungen wie beim Laufen oder Fahrradfahren verschwinden, sei das ein günstiges Zeichen, schreibt die niederländische Kardiologin Prof. Angela Maas in ihrem 2020 erschienenen Buch *Das weibliche Herz*. Dennoch wäre es falsch, einem solchen beunruhigenden Herzschlag nicht nachzugehen. Das Herz ist unser Lebensmotor und in den Wechseljahren eben auch schon einige Jahrzehnte im buchstäblich pausenlosen Einsatz. Für gewöhnlich führen solche Palpitationen darum zum Kardiologen und zu einer ausführlichen Diagnostik mit EKG, Belastungs-EKG usw. Übrigens können auch Schilddrüsenprobleme hinter verstärktem Herzklopfen stecken, wie auch hinter Hitzewallungen. Und Achtung: Wenn Schwindel, Luftnot, Brustschmerz oder gar Ohnmacht dazukommen, ist das ein Grund für die Notaufnahme, denn das sind Anzeichen für ernste und akute Herzprobleme. Aber oft heißt es nach ausführlicher Diagnostik eben, es sei alles in Ordnung, man solle sich keine Sorgen machen. Genau das ist manchmal aber gar nicht so leicht, weil Herzrasen halt einfach beängstigend ist.

Viele wollen etwas tun, und darum finde ich den **Herzruhe-Tee** so klasse, den ich erst durch die Kieler Frauenärztin und Pflanzenmedizinerin Dorothee Struck kennengelernt habe. Das ist eine Mischung aus 35 Gramm Herzgespannkraut, 35 Gramm Hopfenzapfen und 30 Gramm Melissenblättern aus der Apotheke. Einen gehäuften Teelöffel mit 150 Milliliter kochendem Wasser aufgießen, abgedeckt sieben bis zehn Minuten ziehen lassen, zwei bis drei solcher Tassen am Nachmittag trinken. Den Tee kann man auch mit Honig süßen. Melisse und Hopfen sind typische Beruhigungspflanzen (siehe oben, beim Thema Schlafen), das Herzgespannkraut gilt als den Herzschlag leicht verlangsamend, schwach blutdrucksenkend und beruhigend. Ich habe natürlich sofort in meinem *Leitfaden Phytotherapie* nachgeschlagen, einer Art Heilpflanzenbibel, weil ich verstehen wollte, wie genau es wirkt. Nur steht da einfach:»Wirkmechanismus: unbekannt«. Das würde mich aber nicht davon abhalten, es zu probieren. Zumal Dorothee Struck aus ihrer Erfahrung sagt, dass es bei den meisten Frauen ausreiche.

Was wir daraus lernen? Herzbeschwerden sind ein weiteres Symptom der Lebensmitte, das zu oft nicht mit den Wechseljahren in Verbindung gebracht wird, wie Gelenkbeschwerden auch. Zumindest gilt das für jüngere Wechsel-Frauen, die noch in der hormonellen Umstellung sind. Später sieht es dann unter Umständen genau anders aus, auch das sollte man wissen. Viele Frauen ab etwa 60 Jahren berichteten ihr von einem Gefühl, als wären die Wechseljahre in all ihrer Heftigkeit zurückgekehrt, sagt Angela Maas:»Sie leiden unter Hitzewallungen, schwitzen schnell, schlafen schlecht und empfinden eine unbestimmte Müdigkeit«, so beschreibt es die Kardiologin. In diesem Alter sei das aber eher ein Anzeichen für einen hohen Blutdruck als eine Folge der Wechseljahre, der ist da nämlich weit verbreitet. Doch die Überzeugung, dass man von einem zu hohen Blutdruck so gar nichts spüre, halte sich hartnäckig. Dabei treffe sie längst nicht immer zu.

6. Scheidentrockenheit ist eine Gemeinheit

Diesen Satz hat die Schauspielerin Nina Petri in unserem Gespräch über die Wechseljahre (ab S. 97) so formuliert, das ganz am Anfang meiner Recherche für dieses Buch stattfand. Und jetzt, ein Jahr später, wo ich alles zum Thema Klimakterium gelesen habe, das mir in die Finger kam, muss ich sagen: Sie hat ja so recht mit dieser Aussage, und zwar gleich auf mehrere Arten.

Erstens ist Scheidentrockenheit ja sowieso schon eine nervige Sache. Nicht nur ist sie unangenehm bis schmerzhaft, sondern sie ist auch gewissermaßen ein Klischee der älter werdenden Frau: Wie ein Stück Dörrobst trocknet sie gelangweilt vor sich hin, diese Vorstellung haben viele. Wenn frau Scheidentrockenheit bei sich bemerkt, ist das also unter Umständen eine besonders schmerzhafte und eindeutige Erinnerung daran, dass sie nicht mehr jung ist.

Zweitens ist »feucht werden« etwas, das mit sexueller Erregung gleichgesetzt wird, also mit sexuellem Funktionieren oder sexueller Leistungsfähigkeit. In unserer durchoptimierten Welt, in der jede und jeder reichlich Ansprüche an sich selber hat, führt das vermutlich dazu, dass viele Frauen Scheidentrockenheit auch als ein Versagen wahrnehmen. Und das ist gar kein schönes Gefühl. Dabei hängen Erregung und feucht werden im mittleren

Lebensalter eben nicht zwingend miteinander zusammen: Das Verlangen kann ganz genauso groß sein wie in jungen Jahren und sogar größer, aber die Drüsen sind weniger aktiv (mehr zu Lust und Unlust ab S. 174).

Drittens ist es etwas, das sich über Jahre hinweg anschleicht und erst dann so richtig zum Tragen kommt, wenn sich die eigentliche Wechselzeit eigentlich schon dem Ende entgegen neigt. Man denkt also einige Jahre, der Kelch sei an einem vorbeigegangen, um dann eben doch damit zu tun zu haben. Die wenigsten Frauen betrifft es gar nicht.

Und viertens ist das Wort »Scheidentrockenheit«, wie schon gesagt, in meinen Augen beschönigend: Es hört sich so an wie ein kosmetisches Problem. Wie eines, das nur sexuell aktive Frauen betrifft. Und das mit ein bisschen Pflege gut in den Griff zu kriegen ist. Die Wahrheit ist, dass eine Feuchtigkeitspflege längst nicht immer ausreicht, dass die Haut nicht selten ganz rissig wird, ein unerträglicher Juckreiz daran hängt oder auch eine Blasenschwäche – und dass sich sogar der Scheideneingang mit den Jahren so verengen kann, dass penetrativer Sex allein deswegen wehtun muss.

Und fünftens, zu guter Letzt, ist es ein Thema, mit dem viele Frauen jahrelang allein sind, weil sie aus den oben genannten Gründen vielleicht selbst gar nicht so gern dorthin denken. Ein Unbehagen wird oft lange ignoriert. Auch weil man alles, was sich »da unten« abspielt, selbst nur mithilfe des Spiegels beobachten kann und es schambehaftet ist. Hinzu kommt, dass selbst Frauenärzt*innen dazu tendieren, Scheidentrockenheit als gegeben hinzunehmen. Aber natürlich haben Jucken oder Brennen Auswirkungen auf das Wohlbefinden und die Sexualität. Nur wird darüber nicht gesprochen. Während 15-jährige Mädels ihre Köpfe zusammenstecken und über die Veränderungen ihrer Körper tuscheln, um sie besser verstehen und ertragen zu können, schweigen wir älteren Frauen zu diesem Thema. Das trägt natürlich weiter dazu bei, dass man wenig Hilfe bekommt. Ich glaube, dass das nicht dem Leidensdruck entspricht, unter dem eben doch recht viele stehen.

Dabei lässt sich Scheidentrockenheit insgesamt gut behandeln. Aber mal von vorn: Was passiert in den Wechseljahren mit dem Genitalbereich bzw. dessen Schleimhaut? In den eigentlichen Wechseljahren für gewöhnlich erst mal gar nicht so viel, wie schon gesagt. Aber auf einen dauerhaft niedrigen Östrogenspiegel reagiert die Schleimhaut im Grunde wie die Haut auch, nur stärker: Sie wird trockener, dünner und empfindlicher. Sie atrophiert, sagen Mediziner, bei einer mehr, bei der anderen weniger. Und das tun auch Schamlippen, Klitoris und der Eingang zur Harnröhre. Darum verlieren so viele ältere Frauen immer mal etwas Urin. Könnten wir uns selbst dort besser sehen, wäre uns allen jederzeit bewusst, dass das äußere Genital einer älteren Frau einfach anders aussieht als das einer jungen. Genau wie das Gesicht. Anders als im Gesicht, am Hals oder beim Dekolleté kommt frau aber nicht ohne Weiteres darauf, gezielt gegen die Trockenheit anzupflegen. Dabei kann die Haut auch hier ein bisschen Zuwendung sehr gut brauchen (siehe unten).

Leider ist es mit Pflege aber oft nicht getan. Und dann ist es keine gute Idee, die Sache einfach auf sich beruhen zu lassen. Allerspätestens jetzt sollten Sie das Thema mit dem Frauenarzt oder der Frauenärztin Ihres Vertrauens besprechen. Denn die beste Hilfe ist rezeptpflichtig: Es gibt eine große Auswahl an östrogenhaltigen Cremes, Tabletten oder Scheidenzäpfchen, vor allem das schwach wirksame Östriol kommt hier zum Einsatz (siehe S. 79 f.). Besonders betroffen ist übrigens meistens der Scheideneingang, was dafür spricht, erst mal eine Creme auszuprobieren. Das Gute an solchen Behandlungen: Die Hormone wirken ausschließlich vor Ort, die Frage nach den Nebenwirkungen muss man sich nicht oder zumindest viel weniger stellen als bei einer Hormonersatztherapie (HRT) per Tablette, Gel oder Pflaster (siehe S. 78). Übrigens: So eine lokale Hormontherapie ist auch für Frauen, die sich zu einer HRT entschlossen haben, eine Option. Denn nicht immer verschwindet das Thema Scheidentrockenheit mit so einer Behandlung.

Aber nicht alle Frauen wollen die Cremes und Zäpfchen. Nicht alle wollen zweimal wöchentlich oder häufiger an das Medikament denken und sich fitmachen für Sex, während der Partner gar nichts tut. Andere haben einfach Angst, auch vor den lokal angewendeten Hormonen, weil sie mal Brustkrebs hatten. Und bei manchen Frauen bringt die Behandlung schlichtweg nicht genug. Für all diese Frauen gibt es seit einigen Jahren eine weitere Option. Man kann Scheidentrockenheit auch mit Laserlicht lindern, etwa aus so genannten CO_2-Lasern. Es wird dazu über einen stabförmigen Applikator direkt in die Vagina gebracht, und auch für die Vulva, den äußeren Bereich des Geschlechts, gibt es einen Applikator. Das Licht dringt in das Gewebe ein und erhitzt winzige Bereiche so stark, dass sie kaputtgehen – das nennt man ablativ, also gewebeabtragend, was sich nach »Aua!« anhört, tatsächlich ist das Ganze aber weitgehend schmerzfrei. Die kontrollierten Verletzungen regen einen Selbstheilungsprozess an. Es bilden sich neue Zellen, denen die befeuchtende Wirkung zugesprochen wird.

Ich muss sagen, dass ich den Laserverfahren lange recht skeptisch gegenüberstand. Weil sie mit 400 Euro pro Sitzung so teuer sind, und für mich nur ein weiteres mit Hochglanz beworbenes Hightechverfahren zu sein schienen, mit dem man Kasse machen kann (für gewöhnlich sind mindestens drei Sitzungen nötig, bei Bedarf auch mehr). Noch dazu wird das Prinzip der kontrollierten Verletzungen durch Laserlicht schon lange in der

Dermatologie angewendet, und zwar als Anti-Age-Behandlung. Da schwingt also auch die Idee der vaginalen Verjüngung mit, und ich dachte eher an Schamlippenstraffungen als daran, dass ein handfestes medizinisches Problem gebessert werden könnte. Mittlerweile sehe ich das anders. Zum einen, weil ich doch einige Leidensgeschichten gehört habe, von Frauen, die ihr Problem eben nicht mit den gängigen Behandlungsoptionen in den Griff bekommen und verzweifelt nach Hilfe suchen. Zum anderen, weil ich mir ein paar Veröffentlichungen zum vaginalen Laser angeguckt habe. Das Ganze klingt durchaus vielversprechend, und zwar nicht nur was Scheidentrockenheit, sondern auch was Harninkontinenz angeht. Die vaginale Lasertherapie sei ein minimalinvasives, ambulant durchführbares Verfahren mit hohen Patientinnenzufriedenheitsraten, das eine Alternative darstelle für Patientinnen, die Hormone nicht einsetzen können oder wollen, heißt es im Fazit einer 2019 veröffentlichten Übersichtsarbeit. Der Begriff »vaginale Verjüngung« solle im Zusammenhang damit vermieden werden, ist dort weiter zu lesen. Große Langzeitstudien, die die positiven Hinweise bestätigen könnten, gibt es aber einfach noch nicht. Darum bezahlen die Krankenkassen auch nicht. Ich kann mir gut vorstellen, dass die Preise für die Lasertherapie sinken, wenn sie mehr Verbreitung findet. Aber bisher gibt es sie eben vor allem in den teuren, schicken Privatpraxen.

Das muss ich hier noch loswerden ...
zum Thema Intimpflegeprodukte

Zunehmend fragen Kundinnen nach Pflegeprodukten für den Intimbereich, aber es geschieht mit gesenkter Stimme. Darum fasse ich mal hier zusammen, was mir wichtig erscheint: Eine simple Option sind gute **pflanzliche Öle**. Sie kommen für gewöhnlich ganz pur daher, also ohne irgendwelche womöglich reizenden Zusatzstoffe. Am besten, man verteilt sie direkt nach dem Duschen, wenn die Haut noch feucht ist. Dann zieht das Öl auch etwas von der Feuchtigkeit in die Haut, und diese ist hochwillkommen. Ein Bio-Sonnenblumenöl aus der Küche zum Beispiel ist eine super Pflege, denn es enthält viele mehrfach ungesättigte Omega-6-Fettsäuren, wie zum Beispiel Linolsäure. Und aus denen entstehen im Körper die Hautbarrierelipide (»Linoyl-Ceramide«). Oder man kauft ein schönes Hautpflegeöl aus einer Naturkosmetiklinie, zum Beispiel mit Sanddornfruchtfleisch-, Granatapfel- oder Nachtkerzenöl. Letzteres ist der Spitzenreiter beim Linolsäuregehalt.

Gegen ein trockenes Gefühl zwischen den Beinen hilft ganz schlicht **Melkfett** oder dessen Hauptzutat Vaseline, und zwar sofort. Aber Vaseline ist chemisch betrachtet kein Fett, auch wenn sie sich so anfühlt. Als Kohlenwasserstoff liegt sie einfach schützend bzw. als Schmiermittel auf der Haut, ohne im eigentlichen Sinne zu pflegen, also der Haut Lipide zu geben. Atmungsaktiv ist Vaseline auch nicht, ebenso wenig ist sie öko – sie ist ein Erdöl-Abfallprodukt. Trotzdem bringt sie schon viel dabei, Rissen vorzubeugen, wenn der Genitalbereich angegriffen ist. Und wenn man ins Chlorwasser will, ist so eine Schutzschicht ebenfalls hilfreich. Übrigens bestehen auch manche speziell ausgelobten Schutzcremes für den Intimbereich überwiegend aus solchen Kohlenwasserstoffen (in der Zutatenliste stehen dann »Paraffine«).

In den letzten Jahren sind viele Pflegeprodukte für den Intimbereich auf den Markt gekommen, die die Haut mechanisch schützen, befeuchten und mit Lipiden versorgen wollen. Also enthalten sie Feuchtigkeitsspender wie **Allantoin, Dexpanthenol oder Aloe vera und Lipide,** im besten Fall hochwertige Öle (siehe oben, oder auch Jojobaöl). Genau wie Bodylotions im Prinzip.

Nur ist ihr Säuregehalt höher (etwa durch einen Milchsäurezusatz), und gegebenenfalls sind noch präbiotische Wirkstoffe drin, die die erwünschten Milchsäurebakterien füttern. Darüber hinaus gibt es spezielle Befeuchtungsprodukte, etwa hyaluronsäurehaltige Cremes und Gele, die gezielt auf die Schamlippen und am Scheideneingang aufgetragen werden. Für die Scheide selbst sind diese Produkte nicht gedacht, es sei denn, es steht ganz klar drauf. Das ist wie mit der Mundhöhle, die würde man auch nicht eincremen. Sinnvoller sind hier Befeuchtungsovuli, also -zäpfchen, die kann man auch viel leichter einführen. Was am besten ist, kann man so nicht sagen. Denn wie bei der Hautpflege scheint es hier auch auf Zusatzstoffe anzukommen. Insofern muss jede Frau selbst herausfinden, was sie mag. Ich würde vielleicht mal auf der Seite einer großen Online-Apotheke nachsehen, was mich anspricht und wie viel das kostet. Je nach Verhütungsmethode lohnt es sich, gleich mit zu gucken, ob man das Produkt mit Kondomen kombinieren bzw. als Gleitcreme benutzen kann.

Außerdem sinnvoll: nicht zu viel waschen, am besten nur mit Wasser. Besser als Seife sind im pH-Wert angepasste **Waschlotionen**. Allenfalls ganz vorsichtig und in Wuchsrichtung rasieren. Und zarte Unterwäsche aus feiner Baumwolle oder Seide tragen. ♥

Lichen sclerosus als mögliche Ursache

Es ist überhaupt nicht so, dass nur mittelalte Frauen Lichen sclerosus bekommen – die Krankheit tritt in jedem Alter auf, bei beiden Geschlechtern. Aber bei Frauen in der Wechselzeit wird sie womöglich noch schlechter erkannt – weil sie als Scheidentrockenheit abgetan werden könnte. Darum will ich hier noch ein bisschen was dazu sagen.

Lichen sclerosus ist eine Hautkrankheit, die die wenigsten kennen und die sich meistens zwischen den Beinen abspielt. Sie hat nichts mit Infektionen zu tun oder gar mangelnder Hygiene, sondern ist vermutlich eine überschießende Reaktion des Immunsystems, eine Autoimmunkrankheit. Sie tritt schubweise mit Jucken und Brennen auf und verändert die Haut über die Jahre: Das zarte Gewebe im Intimbereich sklerosiert, heißt: Es bildet eine Art Hornhaut, erscheint pergamentartig. Manchmal entstehen dabei kleine schmerzhafte Risse. Generell verursacht der Lichen sclerosus viel Kummer und Schmerz – unter anderem, weil Sex wehtut. Und, mit das Schlimmste, weil er das Risiko steigert, im betroffenen Gewebe einen Krebs zu entwickeln.

Dabei lässt sich die Krankheit für gewöhnlich sehr gut behandeln. Das Problem ist nur: Dazu müsste man sie diagnostizieren. Und genau das passiert viel zu spät. Denn der Lichen sclerosus, kurz LS, fällt oft durchs Raster. Auch, weil er zu so diffusen Symptomen führt. Bei Juckreiz denkt man als Erstes an eine Pilzinfektion und dementsprechend wird oft behandelt. Noch dazu tritt LS schubweise auf. Betroffene sind dann einfach erleichtert, wenn es vermeintlich vorbei ist – und hoffen jedes Mal, dass sie sich so schnell nicht wieder »anstecken«. Auch hinter wiederkehrenden Blasenentzündungen steckt manchmal ein LS.

Die Krankheit scheint vielen Ärzt*innen, Apotheker*innen, Pfleger*innen und Hebammen bis heute einfach kein Begriff zu sein. Hinzu kommt das so genannte Niemandslandphänomen: Gynäkolog*innen wissen weniger als Dermatolog*innen über Hautkrankheiten, Dermatolog*innen wissen weniger als Gynäkolog*innen über die Vulva. Lichen sclerosus ist aber auch darum oft nicht einfach zu diagnostizieren, weil es so viele unterschiedliche chronische Beschwerdebilder im Bereich der Vulva gibt, etwa Ekzeme, Lichen simplex oder Vulvodynie. Gerade wenn sich die Haut noch nicht umstrukturiert hat, sondern nur gerötet und trocken ist, juckt und brennt, kann man diese ganz leicht verwechseln, behandelt sie aber unterschiedlich. Und eine Allergie kann es auch immer sein. Problematisch ist dabei die Bereitschaft vieler Betroffener, die Beschwerden als ganz normal umzuinterpretieren. Es ist aber nicht normal, wenn es ständig juckt und brennt oder beim Sex Schmerzen da sind.

Und wie behandelt man Lichen sclerosus? Natürlich mit konsequentem Cremen (siehe oben). Und mit Kortisonsalben, die die Beschwerden schnell deutlich lindern, indem sie die Entzündungsreaktion lokal hemmen. Sie müssen meist dauerhaft ein- bis zweimal wöchentlich aufgetragen werden, mindestens aber bei jedem Schub. Kortison senkt nachweislich das Risiko einer Krebsvorstufe oder Krebserkrankung, und zwar ganz erheblich. Darum sollte man dranbleiben nach der ersten Besserung, zumal Schleimhaut anders als Haut auch weniger dazu neigt, bei einer Dauerkortisontherapie immer dünner zu werden. Weitere Therapieansätze sind der urovaginale Laser (siehe oben) sowie so genanntes PRP (plättchenreiches Plasma), das die Wundheilung verbessern soll.

7. Ich habe dauernd Blasenentzündungen

Wer mehr Sex hat, hat auch mehr Blasenentzündungen, das ist schon in jungen Jahren so. Denn dabei werden Bakterien regelrecht in die Harnröhre gerieben, vor allem solche, die eigentlich ganz friedlich im Darm zu Hause sind, so genannte E.-coli-Bakterien. Für ältere Frauen gilt das noch mal mehr, denn unter niedrigen Östrogenspiegeln verändert sich die Schleimhaut im Urogenitalbereich bzw. die Harnröhre und ihre Öffnung so, dass Erreger leichter eindringen können – das habe ich ja gerade bei der Scheidentrockenheit beschrieben. Und weil der Weg rauf zur Blase anders als bei Männern nur ein paar Zentimeter lang ist, sind Erreger dann auch schnell dort angelangt. Im Kampf gegen die Eindringlinge schwillt die Blasenwand an und entzündet sich. Schon isses passiert.

Außerdem sinkt der Säuregehalt in der Scheide, wenn weniger Östrogen da ist, weil die Milchsäurebakterien sich nicht mehr wohlfühlen. Das macht es Erregern leichter zu überleben, sodass auch Scheidenentzündungen jetzt häufiger sind.

Alles ätzend genug. Noch blöder ist aus meiner Sicht, dass Blasenentzündungen noch immer viel zu oft falsch behandelt werden. Sobald man nämlich eine Arztpraxis betritt und die typischen Symptome aufzählt, geht man mit viel zu großer Wahrscheinlichkeit mit einem Rezept für ein Antibiotikum gegen E.-coli raus. Hier ein paar Dinge, die alle wissen sollten, bevor sie das nächste Antibiotikum nehmen:

Oftmals geht die Blasenentzündung von allein wieder weg

Die Spontanheilungsraten sind hoch, so die Leitlinie zur »akuten unkomplizierten Zystitis« der Deutschen Gesellschaften für Urologie und für Familienmedizin: Nach einer Woche liegen sie bei etwa 30 bis 50 Prozent. Das bedeutet: Wenn alle Betroffenen gleich ein Antibiotikum nehmen, schluckt rund ein Drittel bis die Hälfte ganz umsonst. Abwarten und (Blasen-)Tee trinken ist also durchaus erst mal eine Option. Viel trinken spült die Erreger aus.

Schmerztabletten helfen

Oft reichen Schmerzmittel, das ist inzwischen bewiesen. An der Uni Göttingen bekamen fast 500 Patientinnen entweder sofort das Antibiotikum Fosfomycin oder erst mal nur das Schmerzmittel Ibuprofen. Zwei Drittel der Frauen kamen mit den Schmerztabletten allein gut klar und brauchten gar kein Antibiotikum,

70 Prozent waren nach einer Woche völlig beschwerdefrei. Denjenigen, die das Antibiotikum genommen hatten, ging es etwas schneller wieder gut, unter ihnen waren 82 Prozent nach einer Woche beschwerdefrei. Und es darf auch nicht verschwiegen werden, dass sie während der ersten Tage auch weniger Beschwerden hatten. Dennoch spricht dieses Studienergebnis aus meiner Sicht eindeutig dafür, es erst mal mit Wärmflasche und Schmerztabletten zu versuchen – aber man sollte aufpassen: Wenn Blut im Urin ist, wenn die Schmerzen echt stark sind, wenn Fieber dazukommt oder ein Druck in der Nierengegend, muss man auf jeden Fall zum Arzt gehen. Und darauf gefasst sein, dass man mit einem Rezept für ein Antibiotikum nach Hause kommt.

Die Pflanzenwelt bietet sinnvolle Mittel

Es gibt so genannte pflanzliche Antibiotika, etwa mit Kapuzinerkresse und Meerrettich. Diese enthalten Senföle, die es den Bakterien schwer machen, sich an die Blasenschleimhaut anzuheften. Und es gibt bewährte Heilpflanzen bei Blasenentzündung, dazu gleich mehr. Wenn pflanzliche Mittel nichts bringen, wenn die Beschwerden wiederkommen oder wenn Fieber hinzukommt, ist es ebenfalls an der Zeit, zum Arzt zu gehen.

Cotrim ist von gestern

Wenn Antibiotikum, dann bitte nicht mehr Cotrimoxazol (»Cotrim«). Das war jahrzehntelang Standard – und wurde dabei leider allzu unkritisch eingesetzt. Mit dem Erfolg, dass jetzt rund 25 Prozent der E.-coli-Bakterien gegen das Substanzgemisch resistent sind. Auch so genannte Gyrasehemmer (das sind all die Arzneistoffe, die auf »-floxacin« enden) schneiden nicht mehr gut ab (und stehen wegen Nebenwirkungen auf die Muskulatur ohnehin nicht mehr gut da), von dem Penicillin Ampicillin ganz zu schweigen. Auch die so genannten Cephalosporine sind nur noch zweite Wahl. Die aktuelle Leitlinie zu unkomplizierten Harnwegsinfektionen, für die sich mehrere Fachgesellschaften zusammengetan haben, rät unter anderem zu Fosfomycin (praktisch: das muss man nur ein einziges Mal nehmen) und auch zu Nitrofurantoin. Das ist ein altes Arzneimittel, das ein Stück weit in Vergessenheit geraten war und das unter anderem wegen seiner vergleichsweise guten Resistenzlage wiederentdeckt wurde.

Man kann langfristig vorbeugen

Wer mehr als drei Blasenentzündungen im Jahr hat, sollte zur Vorbeugung etwas tun, zum Beispiel sein Immunsystem stimulieren. Dafür gibt es (rezeptpflichtige) Kapseln, die mithilfe von E.-coli-Bestandteilen für mehr Abwehrstoffe im Harn sorgen. Wie wirksam diese Mittel wirklich sind, war lange umstritten, doch inzwischen spricht vieles dafür, sie auszuprobieren (mehr zur Vorbeugung unten).

Frauen in den Wechseljahren und danach haben aber noch ein anderes Ass im Ärmel: Sie können mit lokal angewendeten Östrogenen vorbeugen, also mit Scheidenzäpfchen, -cremes usw. Mehrere kleinere Studien zeigen, dass sie für weniger Blasenentzündungen sorgen (Östrogentabletten tun das nicht!). Und auch die Leitlinie zum unkomplizierten Harnwegsinfekt empfiehlt vaginal ein halbes Milligramm Östriol am Tag, bevor man es mit Antibiotika über einen längeren Zeitraum (also mit »antibiotischer Prävention«) probiert. Und übrigens: Es gibt auch Scheidenzäpfchen mit Milchsäurebakterien und ganz wenig Östriol. Für manche Frauen reicht das schon, und bei einem Hang zu Scheidenentzündungen ist es auch eine Idee.

Das muss ich hier noch loswerden ...

zum Thema Blasenentzündung

Ein Arzneitee ist bei einer Blasenentzündung schon deshalb eine gute Idee, weil viel trinken hilft, die Erreger auszuspülen. Die aus meiner Sicht aussichtsreichsten Heilpflanzen speziell für die Blase, kurz vorgestellt:

Bärentraubenblätter (Uvae ursi folium) gehören zu den so genannten Harnwegsdesinfizienzien. Sie enthalten Hydrochinonglykoside, aus denen erst im Kontakt mit Bakterien in den ableitenden Harnwegen das bakteriostatische Hydrochinon freigesetzt wird. Ein super Wirkprinzip! Ein bisschen vorsichtig sollte man aber sein: Hydrochinon ist potenziell erbgutschädigend, darum gilt: Auf eigene Faust nicht länger als eine Woche und auch nur fünfmal im Jahr einnehmen. Für einen Tee zehn bis zwölf Gramm (ein Teelöffel entspricht etwa drei Gramm) fein geschnittene, getrocknete Bärentraubenblätter mit 900 Milliliter kaltem Wasser ansetzen, nach sechs bis zwölf Stunden abseihen, aufkochen und aus der Thermoskanne über den Tag verteilt tassenweise trinken. Wenn man die Inhaltsstoffe mit kaltem Wasser herauslöst, wird der Tee magenverträglicher. Es gibt aber auch zahlreiche Fertigpräparate – die wären mir lieber.

Goldrutenkraut (Solidaginis herba) gehört zu den so genannten Aquaretika. Das sind harntreibende Mittel, die die Harnwege durchspülen. Es enthält unter anderem Flavonoide, Saponine, Gerbstoffe und ätherisches Öl. Gut ist die leicht krampflösende Wirkkomponente, und etwas entzündungshemmend bzw. schmerzstillend ist es auch. Achtung, wer aquaretisch wirksame Pflanzen in Tablettenform zu sich nimmt, muss auch ausreichend trinken, mindestens zwei Liter am Tag.

Für einen Tee zwei Teelöffel fein geschnittenes, getrocknetes Goldrutenkraut in 150 Milliliter heißem Wasser aufgießen, zehn Minuten ziehen lassen, abseihen. Mehrmals täglich eine Tasse trinken.

Auch **Birkenblätter** (Betulae folium) gehören zu den harntreibenden Heilpflanzen (weitere Vertreter, die oft in Blasen-Nieren-Teemischungen stecken, sind etwa Orthosiphonblätter, Brennesselkraut und -blätter oder Schachtelhalmkraut). Sie enthalten unter anderem Flavonoide, Gerbstoffe und ätherisches Öl.

Für einen Tee ein bis zwei Esslöffel mittelfein geschnittene, getrocknete Birkenblätter mit 150 Milliliter kochendem Wasser übergießen, zehn Minuten ziehen lassen, abseihen. Über den Tag verteilt mehrmals eine Tasse warm trinken.

Soviel zu den Tees, aber ein Hinweis muss noch sein: Wenn Sie sich nämlich dazu entschlossen haben, ein Antibiotikum zu nehmen, sollten Sie die Blase nicht mehr gezielt durchspülen, damit das Mittel länger in derselben verweilen und wirken kann.

Darüber hinaus würde ich es eventuell auch mal mit Mannose probieren. Keine Heilpflanze, aber ein natürliches Mittel, nämlich ein Zucker, der in vielen Pflanzen und auch im menschlichen Körper vorkommt und der seit kurzem intensiv gegen Blasenentzündung vermarktet wird. Die Idee dabei: Mannose verhindert, dass sich die E.-coli-Bakterien an der Blasenschleimhaut überhaupt festsetzen können, so dass sie einfach ausgepinkelt werden. Die bisher vorliegenden Studien finde ich allerdings noch nicht ganz überzeugend. Interessant ist das Mittel dennoch, denn man kann Mannose auch vorbeugend nehmen.

Eine andere Möglichkeit sind natürlich die harntreibenden Heilpflanzen, die ich gerade beschrieben habe, oder die

Kombination aus Liebstöckel, Rosmarin und Tausendgülden-
kraut. Alle drei wären mir jetzt nicht als Erstes eingefallen, aber es
gibt sie zusammen in Dragées, die oft verlangt werden, auch zur
Vorbeugung von Harnwegsinfekten. Von Cranberrys und Preisel-
beeren zu diesem Zweck darf man wohl nicht zu viel erwarten:
Einige kleinere Untersuchungen zeigen zwar eine gute vorbeu-
gende Wirkung, eine große Übersichtsarbeit des renommierten
Wissenschaftsnetzwerks Cochrane Collaboration kam 2012 aber
zum gegenteiligen Ergebnis. ♥

8. Ich bin nicht mehr ganz dicht und muss dauernd aufs Klo

Hm. Müssen Sie einfach häufiger aufs Klo? Müssen Sie aus heiterem Himmel so nötig, dass die Unterhose nass wird? Oder passiert genau das, wenn Sie husten oder die Einkaufstüte hoch-
heben? Beim Thema »Pipi außer Kontrolle«, oder korrekt:
Harninkontinenz, muss man genau nachfragen, es gibt viele Arten, Ursachen und Behandlungsmöglichkeiten. Und die helfen
sehr oft sehr gut, insbesondere wenn man sie geschickt kombiniert. Darum ist es immer, immer sinnvoll, das Thema mit einer
Urologin oder einem Urologen zu besprechen, statt stumm und
womöglich voller Scham vor sich hin zu leiden.

Allgemein ist das Problem eines, das mit dem Alter kommt,
bei Männern wie bei Frauen. Auch, weil es zumindest zum Teil
ein muskuläres ist: Dass es nicht grundsätzlich ununterbrochen
aus der Blase tröpfelt, verdanken wir einem Schließmuskel. Und
dessen Kraft lässt mit den Jahren nach. Daher das Gefühl in der
Mitte des Lebens, dringender zur Toilette zu müssen, eine volle
Blase nicht mehr so gut aushalten zu können wie früher. Der
Kraftverlust betrifft auch den ganzen Beckenboden, der Blase &

Co. am Platz hält und den Blasenschließmuskel stützt. Das Ganze ist also vergleichbar mit Altersweitsichtigkeit, bei der sich auch nichts weiter ändert als die Muskelkraft.

Aber Muskeln kann man aufbauen! Darum ist ein Beckenbodentraining eigentlich für jeden eine super Sache, sehr oft verbessert es die Situation ganz erheblich, und das Beste zur Vorbeugung ist es sowieso. Drei bis sechs Monate sollte man sich aber schon geben, so lange kann es dauern, bis die Trainingseffekte spürbar sind. Es ist absolut sinnvoll, sich die Übungen vom Profi zeigen zu lassen. Eine nach Postleitzahlen sortierte Liste spezialisierter Physiotherapeuten finden Sie auf www.ag-ggup.de, das ist die Seite der Arbeitsgruppe »Gynäkologie Geburtshilfe Urologie Proktologie« im Deutschen Verband für Physiotherapie.

Und helfen Hormone? Ja, sie können ab dem mittleren Alter viel bringen. Bei Frauen mit Belastungsinkontinenz (die Sache mit der Einkaufstasche, der Urin geht ab bei körperlicher Belastung) ist der Effekt gut bewiesen – allerdings nur, wenn Östrogen direkt vor Ort angewendet wird, also in Form von Scheidenzäpfchen, -cremes oder Ähnlichem (siehe S. 79 f.). Interessanterweise bessert eine solche lokale Hormontherapie die Harninkontinenz bei postmenopausalen Frauen auch dann, wenn gar keine vaginale Atrophie vorliegt, also das Problem der trockenen und dünneren Schleimhäute durch das wenige Östrogen gar nicht vorhanden ist. Dabei erklärt man sich das Phänomen Harninkontinenz ja unter anderem mit Veränderungen an der Öffnung der Harnröhre (siehe S. 88). Und, ebenfalls überraschend und ganz wichtig: Eine systemische HRT, das heißt Hormone per Tablette, Gel oder Pflaster, hat genau den entgegengesetzten Effekt! Wenn man also vielleicht schon vor den Wechseljahren immer mal mit nassen Unterhosen zu tun hatte (und das kommt nicht selten vor), spricht das gegen Hormontabletten im Klimakterium.

Bei der so genannten Dranginkontinenz, wenn ein überwältigender Harndrang aus dem Nichts kommt (auch OAB, overactive bladder genannt), werden ebenfalls lokal Östrogene gegeben. Auch wenn deren Rolle ungeklärt ist, wie die Wechseljahres-Leitlinie sagt. Aber erstens gibt es auch oft Mischformen aus Belastungs- und Dranginkontinenz, und zweitens liegen durchaus einzelne Studien vor, die weniger Drang und seltenere Toilettengänge unter einer lokalen Östrogenbehandlung nachweisen.

Zu guter Letzt möchte ich hier auch noch den vaginalen Laser erwähnen, eine relativ neue Behandlungsoption, die auch viele Ärzte noch gar nicht auf dem Zettel haben. Sie kommt auch bei Scheidentrockenheit zum Einsatz, dort beschreibe ich sie genauer (siehe S. 143). Und zur so genannten Vaginalverjüngung, was mich sofort gegen sie eingenommen hatte. Zu Unrecht, zumindest eben bei der medizinischen Anwendung: Bei Harninkontinenz habe das Verfahren das Potenzial, das Mittel der ersten Wahl zu werden, schreibt der Urologe Christian Ratz in einer ersten Übersichtsarbeit zur urovaginalen Lasertherapie. Laser scheint hier eine echte Alternative für Frauen zu sein, für die Hormone nicht infrage kommen.

Das muss ich hier noch loswerden ...
zum Thema Harninkontinenz

Der wichtigste Rat ist wohl: Gehen Sie zum Arzt! Hier wird so viel gelitten, und man könnte mit einer individuellen Diagnostik und Therapie, mit verschreibungspflichtigen Arzneien und eventuell auch einem Eingriff so viel erreichen. Was man selber tun kann, habe ich hier zusammengefasst.

Werden Sie Ihren Husten los (und andere Belastungen auch)
Nehmen Sie zufällig einen ACE-Hemmer, weil Ihr Blutdruck gestiegen ist? Die sind bekannt für eine lästige Nebenwirkung: chronischer Husten. Genau das, was man mit Belastungsinkontinenz überhaupt nicht brauchen kann. Gucken Sie darum unbedingt mal in die Beipackzettel aller Medikamente, die Sie nehmen, ob Husten als unerwünschte Arzneimittelwirkung genannt wird. Sehr oft ist es möglich, auf ein anderes Mittel auszuweichen. Und falls nein, und Sie husten, gehen Sie zum HNO. Das ist nach sechs bis acht Wochen Husten sowieso überfällig.

Ebenfalls sinnvoll: Lassen Sie das mit dem Taschetragen, soweit es irgend geht. Und nehmen Sie ab, falls Sie zu viel drauf haben. Das ist nicht so einfach, ich weiß (siehe ab S. 158). Aber fest steht: Auch Extrakilos üben Druck auf die Blase aus und verschlechtern darum Belastungsinkontinenz. Schon ein paar Kilo weniger können viel verändern. Das als Motivation.

Behandeln Sie eine eventuelle stumme Blasenentzündung
Ich würde jeder und jedem, die oder der immer wieder tagsüber die Unterhose wechseln muss, dazu raten, einen Test auf bakteriellen Befall zu machen, bzw. auf eine asymptomatische Blasenentzündung. Es kommt nämlich auch vor, übrigens gerade bei älteren Frauen, dass es nicht zieht und nicht brennt. Man merkt also nichts von der Entzündung, außer womöglich einer Blasenschwäche, die unerklärlich erscheint.

Das kann man ganz einfach ausschließen mit Teststreifen, auf die man pinkelt und die man dann mit einem Testfeld vergleicht (beim Hausarzt, aber es gibt solche Urinsticks auch in der Apotheke). Ein Feld zeigt weiße Blutkörperchen an, die sind ein Hinweis auf eine Entzündung. Ein anderes zeigt Nitrit an, das lässt auf Bakterien schließen. So kann man einer symptomlosen Blasenentzündung auf die Spur kommen. Wenn man diese behandelt, wird häufig genug die Inkontinenz deutlich besser. Wer dazu kein Antibiotikum nehmen will, kann es erst mal mit einem allgemeinen pflanzlichen Antibiotikum (siehe oben, bei den Blasenentzündungen) versuchen, oder mit einem Bärentraubenblätterpräparat, das speziell in der Blase antibakteriell wirkt.

Verwenden Sie keine Damenbinden

Die sind selbst als Notlösung schlecht. Denn sie bestehen meist aus Watte, unterlegt mit einer Plastikschicht. Inkontinenzeinlagen, die ihren Namen verdienen, enthalten dagegen genau wie Babywindeln ein Granulat, das mit Flüssigkeit ein Gel bildet. Wer je die vollgepinkelte Nachtwindel eines dreijährigen Kindes in der Hand gehalten hat, weiß, wie erstaunlich viel Urin so ein Gel binden kann. Darum können Inkontinenzeinlagen so dünn und so trocken sein, und auch Geruch können sie besser binden. 🖤

9. Ich werde immer dicker

Ja, das werde ich tendenziell auch. Und ich kenne wirklich nur ganz, ganz wenige Frauen, die sich nicht wünschen würden, etwas schlanker zu sein, ob vor oder nach der Menopause. Die meisten haben auch schon eine ganze Reihe von Diäten hinter sich – bis zum 45. Geburtstag sind es im Schnitt 61, habe ich mal gelesen, eine deprimierende Zahl! Ich nicht, obwohl ich lange Jahre meines Lebens auch so gern dünn gewesen wäre. Ich bin aber leider nicht feingliedrig und zart gedacht. Und ich konnte mich nicht überwinden, gegen meinen Körperbau anzuhungern, meinen Lebensstil meinem Aussehen so unterzuordnen. Obwohl ich ja bei der *BRIGITTE* an der Diätquelle saß, und auch jedes Jahr aufs Neue begeistert war von den *BRIGITTE*-Diät-Gerichten, die die Verlagskantine im Frühjahr über zwei Wochen hinweg anbietet. Ich habe sie immer gegessen – weil sie gut schmecken. Ich habe aus purem Genuss aber auch oft zu viel oder das Falsche gegessen. Oder mir etwas in den Mund gesteckt, um mich zu belohnen, etwas Unvernünftiges zu tun oder weil es wegmusste. Oder: um endlich bei irgendetwas vollkommen selbstbestimmt vorgehen zu können. Einfach, weil es Freude macht.

Insgesamt hat mir die Zeit recht gegeben, mich niemals einem strikten Regime unterworfen zu haben, finde ich. Denn es ist einfach der Wahnsinn, wie sich die Vorstellung davon verändert hat, was gesundes Essen ist und wie man am besten abnimmt. Ich kann mich so gut erinnern: Bei den ersten Diäten wurden »nur« Kalorien gezählt. Die simple Rechnung war: Man muss weniger Energie zu sich nehmen, als man verbraucht, dann schmilzt das Fett. Ein paar Jahre später dann hieß es: »Nur Fett macht fett!« Das habe ich selbst schon geschrieben, als junge Redakteurin. Nach damaligem Kenntnisstand durfte, wer abnehmen wollte, nicht mehr als 30 Gramm Fett am Tag essen, bei den Kohlenhydraten konnte man sich entspannen. Schließlich hatten die nur etwa die Hälfte an Kalorien pro Gramm. Das war die große Zeit der Lightprodukte, als in dem Bemühen, Fett zu sparen, so genannte Diätprodukte mit Zusatzstoffen und Zucker gepimpt wurden, um trotzdem noch irgendwie zu schmecken. Als Diätlimos als gesund galten, weil sie ohne Kalorien daherkamen.

Weil das fettarme Essen die Welt aber nicht dünner und gesünder, sondern im Gegenteil dicker und kränker gemacht hat, wurde nach anderen Erklärungen fürs Ab- und Zunehmen gesucht. Und die Kohlenhydrate gerieten ins Blickfeld, bzw. das Insulin. Das ist ein Hormon, das die Bauchspeicheldrüse ausschüttet, sobald man etwas isst oder etwas anderes trinkt als Wasser, Tee oder Kaffee – ohne Milch oder Zucker, Sie ahnen es. Es schleust Zuckermoleküle – in diese zerlegt der Körper alle

Kohlenhydrate – aus dem Blut in die Zellen hinein, wo sie verbraucht werden. Sind mehr davon vorhanden als der Körper benötigt, baut Insulin das Zuviel in seine Speicherform um und sorgt am Ende des Tages dafür, dass sich zu viel Energie in Speckfalten verwandelt. Darum gilt: Je weniger Insulin, desto besser ist das für die Linie.

Süßigkeiten sorgen dabei für besonders hohe Insulinspiegel. Weil der Zucker schon als Zucker im Körper ankommt und nicht erst noch groß zerlegt werden muss, anders als etwa die Kohlenhydrate aus Vollkornprodukten. Es gelangt also viel Zucker auf einmal ins Blut, was der Körper mit viel Insulin beantwortet, damit der Zucker gleich wieder in die Zellen aufgenommen wird. So eine schnelle, große Insulinausschüttung kann zu einer so genannten reaktiven Hypoglykämie führen, einer Unterzuckerung: Denn es kommt vor, dass dann kurzfristig sogar etwas zu wenig Zucker im Blut verbleibt. Diesen niedrigen Blutzuckerspiegel spüren manche Menschen dann als enormen Appetit, vor allem auf (weitere) Süßigkeiten.

Zucker und Weißmehl, die maximal von pflanzlichen Fasern befreiten Kohlenhydrate, standen also schon länger auf der schwarzen Liste der guten Ernährung. Und seit ungefähr zehn Jahren haben sie ihren Spitzenplatz noch mal ausgebaut. Denn so lange weiß man, wie groß die Rolle ist, die die Darmflora für unsere Gesundheit spielt – und eben auch für das Körpergewicht. Offenbar hängt es von unseren Untermietern (Bakterien, Viren, Pilzen) im Darm ab, wie viel Energie wir aus der Nahrung wirklich herausziehen, ob wir gute oder schlechte Futterverwerter sind. Und fest steht: Das Lieblingsessen der »guten« Mikroorganismen im Darm sind Ballaststoffe, sie fördern auch die hocherwünschte Vielfalt der Darmflora. Davon in Zucker: null. Im Übrigen sieht es danach aus, als würden die Darmbakterien auch die Bildung von Hormonen in der Darmschleimhaut beeinflussen, wie etwa die von Serotonin, das satt und zufrieden macht. Wer seine Darmflora mit zu viel Zucker schwächt, sorgt also vermutlich mittelfristig dafür, dass er oder sie am nächsten Törtchen einfach nicht mehr vorbeikommt. All das sind Gründe, warum es beim Thema gesunde Ernährung seit einigen Jahren auch sehr um Präbiotika geht, also um Lebensmittel, die speziell die Darmbakterien füttern. Und das sind in allererster Linie Ballaststoffe bzw. pflanzliche Fasern.

Nach Low Fat kam also Low Carb – wenn weniger als 45 Prozent der täglichen Kalorien aus Kohlenhydraten stammen –, und dann gesellten sich die Ballaststoffe hinzu, außerdem Ernährungstrends wie Paleo (das ist die Steinzeiternährung), ketogene Ernährung (eine extreme Form von Low Carb) oder Veganismus. Und was ist als Nächstes dran? Vielleicht ja gar nichts weiter. Denn inzwischen ist man natürlich längst auf die Idee gekommen, die einzelnen Ernährungsweisen – bis jetzt soll es an die 50 davon geben, unverträglichkeitsgesteuerte wie gluten- oder laktosefreie Ernährung eingeschlossen – miteinander zu vergleichen.

Vor allem der US-amerikanische Arzt und Ernährungsforscher David L. Katz, Gründer des Prevention Research Centers an der Eliteuniversität Yale, hat sich hier hervorgetan. Er trat an, um herauszufinden, was die ultimativ gesündeste Ernährung ist. Sein Fazit nach vielen Jahren: Es gibt keine Ernährungsform, die prinzipiell anderen überlegen ist. Low Carb zum Beispiel hilft beim Abnehmen, das stimmt (Low Fat tut das auch, ist aber schwerer durchzuhalten, weil es weniger sättigt). Es ist aber dennoch nicht gesund, wenn zu viel Fleisch dabei ist. Die gesättigten Fettsäuren darin sind schlecht für die Blutfette, und die sind ein Risikofaktor etwa für einen Herzinfarkt. Eine Veganerin muss sich da keine Sorgen machen, aber wenn sie ihre Kalorien aus Chips und Süßigkeiten bezieht, ist das eben auch nicht gesund. Wenn man denn einen Ernährungsstil benennen will, der durchgehend günstig für Herz, Hirn und Gesamtgesundheit ist, dann wäre das die traditionelle mediterrane Ernährung: viel Olivenöl, Gemüse, Obst, Nüsse und Hülsenfrüchte, Milchprodukte und Vollkorngetreide, viel Fisch, wenig Fleisch. Auf die mediterrane Ernährung komme ich ab S. 219 noch mal zurück.

Aber im Grunde ist es noch viel einfacher als das. David Katz hat ein 750 Seiten dickes Buch (*The Truth about Food*, die Wahrheit über Essen also) veröffentlicht, das sich – er macht selbst Witze darüber – in sieben Wörtern zusammenfassen lässt: *Esst Essen. Nicht zu viel. Vornehmlich pflanzlich.* Darum geht es, wobei mit »Essen« echte, möglichst wenig verarbeitete Lebensmittel gemeint sind. Das heißt: alles, das möglichst so verzehrt wird, wie es auf dem Feld wächst, sprich die Rote Bete als Knolle statt der Chips daraus. Und alles mit keiner oder einer möglichst kurzen Zutatenliste; maximal fünf, ist manchmal zu lesen. Fertiggerichte und Lightprodukte fallen da fast alle schon mal weg.

Wer möglichst wenig prozessierte, pflanzliche Kost isst, und davon nicht über die Sättigung hinaus, kann eigentlich nichts mehr falsch machen – und hat es vergleichsweise schwer zuzunehmen. So viel kann man von diesen Lebensmitteln nämlich gar nicht verdrücken, anders als bei solchen, die in Tüten, Alufolie oder Bechern daherkommen. Das heißt: Vollkorn- statt Weißmehl, außerdem Gemüse, Obst, Hülsenfrüchte, Nüsse und Samen. Alle guten Ernährungspläne setzten sich vor allem aus diesen Dingen zusammen, sagt Katz. Und liefern viele pflanzliche Fasern bzw. Ballaststoffe sowie gute Fette und hochwertige Nährstoffe. Wie man das dann umsetzt, ist Geschmackssache: Low Carb, Low Fat, Mittelmeerdiät oder Paleo, mit oder ohne Fleisch, ganz egal. Immens viel Forschung und Erfahrung zeigten, dass sich mit dieser Essweise am besten erreichen lässt, worauf es ankommt, so Katz: Langlebigkeit und Vitalität bis ins hohe Alter. Ein gesundes Körpergewicht eingeschlossen.

Das alles kommt mir sehr entgegen, weil ich weder an Fleisch noch an Limos hänge, und mein Mann und ich sehr gern selbst kochen. Mein Plan ist, mich weiter durchzuwurschteln. Und wenn ich noch mehr zunehme? Dann würde ich mal als Erstes versuchen, die Nussschokolade wegzulassen, die ist mein Schwachpunkt (warum gerade die, lesen Sie ab S. 218), und Alkohol. Und ich muss wohl damit rechnen, dass das nötig wird. Denn die Wahrheit ist, dass es im mittleren Lebensalter zu einer deutlichen Verlangsamung des Stoffwechsels kommt. Vor allem der Muskelabbau, der schon lange angelaufen ist, zieht im Tempo deutlich an. Mit dem Effekt, dass eine 50-jährige Frau bei gleichem Gewicht natürlicherweise fast doppelt so viel Fettgewebe hat wie eine 30-jährige, und entsprechend weniger Muskeln. Und das heißt nichts Gutes für den Grundumsatz, wie ich ganz ausführlich ab S. 200 schildere: Während jüngere Frauen auch ohne Bewegung noch rund 2 200 Kilokalorien pro Tag verbrennen, werden das im Verlauf der Jahre locker 400 weniger, bei manchen Frauen nach den Wechseljahren sind es nur noch 1 000 bis 1 200. Mit einem derart niedrigen Grundverbrauch ist es kaum möglich, sein Gewicht zu halten. Die allermeisten Frauen nehmen darum in diesem Alter fünf bis zehn Kilo zu, ob sie Hormone nehmen oder nicht. Soweit die schlechte Nachricht.

Die gute ist: Es verändert sich nach meiner Wahrnehmung noch etwas anderes. Mit meinen 51 Jahren finde es gar nicht mehr so schlecht, ein kräftigerer Typ zu sein. Ich finde, das wirkt irgendwie lebensbejahender, als ganz dünn zu sein, man sieht tendenziell vitaler und weniger faltig aus. Außerdem produziert Körperfett Östrogen. Das ist der Grund, warum es eher die speckigeren Frauen sind, die richtig gut durch die Wechseljahre kommen. Und warum sie sich seltener etwas brechen: Das Östrogen schützt über seine Wirkung am Knochen, die Speckschicht tut das rein mechanisch, falls man mal hinfällt. Es sieht sogar so aus, als könnte etwas mehr auf den Rippen das Leben verlängern: Eine Erhebung, in die Daten von fast 100 000 Dänen eingingen, bescheinigt Menschen mit Mitte 50 bis Anfang 60 die höchste Lebenserwartung bei einem BMI (Body-Mass-Index) von 27 – und das, obwohl die Weltgesundheitsorganisation WHO Frauen mit BMI ab 25 offiziell bereits als »übergewichtig« einstuft.

Wenn Sie sich jetzt fragen: Was habe ich für einen BMI, und wie wird der noch mal berechnet?, dann ist hier die Formel: Es ist das Körpergewicht in Kilogramm, geteilt durch die Körpergröße im Quadrat (in Metern). BMI 27 entspricht zum Beispiel 78 Kilo bei 1,70 Meter Körpergröße (78 Kilo geteilt durch 2,89 ((1,70 mal 1,70)) sind 27 kg/m²). Aber diese Info gehört auch dazu: Darüber, wie das Gewicht zustande kommt, sagt der BMI überhaupt nichts aus. Und genau das ist sein großes Manko, das auch Studienergebnisse wie das zur Langlebigkeit relativiert. Weil Muskeln mehr wiegen als Fett, kann ein hoher BMI durch viel zu viel Speck oder durch vergleichsweise viele Muskeln zustande kommen. Und das Fett kann an den Hüften sitzen, oder – problematischer – am Bauch, auch das lässt sich nicht am BMI ablesen.

Darum messen viele Ärzte und Ärztinnen mittlerweile lieber den Bauchumfang, als den BMI zu berechnen. Weil das Herz-Kreislauf-Risiko mit der Zahl auf dem Maßband wächst, das ist absolut unbestritten. Bei Frauen sollte sie unter 88 Zentimetern liegen, manchmal heißt es sogar, unter 80 – und mit so einem Wert haben normalgroße Frauen einfach nicht die Spur eines Bauches! Es ist also schon für mehr mittelalte Frauen, als man vielleicht vermuten würde, sinnvoll, ein paar Kilo abzuspecken, aus gesundheitlichen Gründen. Und die wahre Wahrheit dabei ist: Das gelingt sehr oft nicht nebenbei, man muss im Normalfall schon echt entschlossen sein und an der Ernährung schrauben, sie stark in den Vordergrund stellen. Schokolade und Eis, aber auch Pizza, Pasta und dazu Rotwein sind dann wirklich nur noch ganz ausnahmsweise drin. Aber: Es gibt ein paar Dinge, die den meisten von uns weniger wehtun, und die auch viel bringen, für die schlanke Linie wie für die Gesundheit. Ich zähle sie hier auf, und zu einigen gibt es viel zu sagen.

Kommen Sie vom Sofa runter! Und vom Schreibtisch weg

Die Muskeln zu benutzen, im besten Fall zu fordern, die Lunge mit Luft zu füllen, den Stoffwechsel anzuregen – das sollte zum Leben dazugehören wie Zähneputzen. Ein absoluter No-Brainer ist es im besten Fall, etwas, das man von sich aus gar nicht erst infrage stellt. Nur, wie kriegt man das hin? Und welche Art der Belastung ist fürs Abnehmen ideal?

Ich fange mal mit der zweiten Frage an. Die Antwort ist: Man weiß es, was postmenopausale Frauen angeht, noch gar nicht so genau. Das zumindest hat die junge Sportwissenschaftlerin Katharina Brück von der Deutschen Sporthochschule Köln auf der letzten Jahrestagung der Deutschen Menopause Gesellschaft gesagt, wo sie ihre Studie präsentierte und damit den Wissenschaftspreis der Veranstaltung gewann. Für die Untersuchung hatte sie zwölf Frauen, die im Schnitt 25 Jahre alt waren, und zwölf Frauen mit 57 Jahre Altersdurchschnitt gesucht, alle mit vergleichbarem BMI. Wie zu erwarten hatten die älteren dabei wesentlich weniger Muskeln und deutlich mehr Fett als die jüngeren. Das war schon vor dem eigentlichen Versuch klar.

Für diesen mussten alle Frauen aufs Fahrradergometer und eine halbe Stunde strampeln, dabei wurde unter anderem der so genannte respiratorische Quotient ermittelt. Das ist ein Wert, der Aufschluss darüber gibt, woraus der Körper die Energie bezieht, die er verbraucht – also ob gerade Fett verbrannt wird oder noch die vorhandenen Kohlenhydrate. Heraus kam, dass postmenopausale Frauen ihre Energie nur ganz schlecht aus dem Fettstoffwechsel beziehen können. Sie verbrennen fast nur Kohlenhydrate, was fürs Abnehmen gar nicht gut ist. Mit welcher Intensität mittelalte Frauen idealerweise trainieren, um ihr Gewicht bestmöglich zu kontrollieren, sei längst noch nicht klar, so Katharina Brück bei ihrem Vortrag.

Weil ich mehr wissen will, frage ich nach der Tagung bei ihr nach und spreche schließlich auch mit ihrem Doktorvater Prof. Patrick Diel. Idealerweise, sagt er, würde man im Labor gucken: Welches Training braucht genau diese Frau, damit die Fettverbrennung, die Blutfettwerte und die Knochendichte (um nur ein paar Marker zu nennen) profitieren? Und dann würde man einen individuellen Trainingsplan erstellen. Davon sind wir natürlich im echten Leben recht weit entfernt, und solange das so ist, rät er zu vier (!) Trainingseinheiten von bis zu 60 Minuten pro Woche, davon zweimal Krafttraining – genau das setzt er in seinen Studien an, es wäre im Prinzip für jede Frau optimal. Dazu ermutigt er die Studienteilnehmerinnen wie alle anderen Frauen, im Alltag jede Gelegenheit zur Bewegung zu nutzen. Das Fahrrad zu nehmen, die Treppe. Denn das ist auch ein Krafttraining für eine große Muskelgruppe (Po- und Oberschenkelmuskulatur), ähnlich wie Liegestütze es sind.

Nach dem Gespräch mit Professor Diel bin ich ein bisschen deprimiert: Ja, klar, Sport ist wichtig, aber *so* viel!?? Wie soll man denn so ein Pensum schaffen? Das ist außerhalb von festgelegten Studienbedingungen für die allermeisten doch einfach nicht zu machen. Aber auch vieles andere im Leben läuft ja nicht optimal. Also geht es hier eher darum, sein persönliches Maß zu finden, das gerade noch gut ins eigene Leben passt.

Ich glaube, das Wichtigste dabei ist, dass man Arten von Bewegung entdeckt, die einem unmittelbar guttun, oder an denen man Freude hat. Das können also Rücken- oder Yogaübungen sein, nach denen sich der Oberkörper ganz leicht und beweglich anfühlt. Die macht man dann auch wirklich regelmäßig. Oder es ist der flotte Spaziergang, weil einem der Blick in die Weite spürbar guttut. Hilfreich sind außerdem feste Zeiten. Aus meiner Sicht bietet es sich morgens vor dem Duschen an. Weil man da sowieso auf dem Weg ins Bad ist, dann kann man sehr gut vorher noch eine Runde schwitzen. Wenn man nicht gerade in der Frühschicht arbeitet, ist es doch vielleicht möglich, eine viertel oder halbe Stunde am Morgen abzuzwacken und später ins Büro zu gleiten. Aber letztlich muss jede ihr eigenes Leben nach Bewegungsmöglichkeiten durchgehen und Rituale erfinden.

Das Gute ist, dass das noch nie so einfach wie heute war, wo es ungezählte Videos auf YouTube gibt, in denen ganz ohne Geräte trainiert wird. Etwa die von Chloe Ting (eine Personal Trainerin aus Australien) oder Sascha Huber (ein sehr erfolgreicher Muskelprotz aus Österreich). Das Bauch-Workout von Alex Fine (ein Hollywood-Promi-Trainer) dauert nur sechs Minuten. Meine Mutter liebt die Sportkurse vom Bayrischen Rundfunk, die Tele-Gym, die jeden Morgen um 7.20 Uhr und um 8.40 Uhr ausgestrahlt werden, und rund um die Uhr in der ARD-Mediathek abrufbar sind. Auch gut: Apps wie »Abnehmen für Frauen«, die die Übungen von Tag zu Tag variieren. Da zahlt man dann aber für das volle Angebot, genau wie auf brigitte-fitness.de, wo man zwischen 700 Kursen wählen kann. Ich selbst sitze seit ein paar Jahren jeden Morgen 15 Minuten auf der Rudermaschine. Die hatte mein Mann sich gekauft, und ich dachte erst, sie würde mich nur insofern betreffen, als ich im Keller um sie herum würde laufen müssen. Aber weit gefehlt: Es dauerte nur wenige Tage, und ich habe mich draufgesetzt.

Eine andere Idee ist das Gehen. Es gibt immer wieder Studien, die ganz klar zeigen, dass jedes bisschen Bewegung etwas bringt. Anders formuliert: Jeder Schritt zählt, oder zumindest alle 1000 Schritte tun das. Gerade wenn man bisher kaum etwas gemacht hat: Eine Studie der Deutschen Sporthochschule Köln mit 60 bis dahin inaktiven Frauen in den Wechseljahren hat gezeigt: Schon regelmäßiges ausgiebiges Spazierengehen – viermal pro Woche 90 Minuten, inklusive Aufwärmen und Dehnen – bringt über einen Zeitraum von zwölf Wochen drei bis vier Kilo weniger. Man könnte ja mal zur Arbeit laufen, statt mit der Bahn zu fahren. Das kostet zwar dann vielleicht eine Stunde, aber Sie sparen auch Zeit, weil sie nicht ins Fitnessstudio gehen oder sich zumindest nicht umziehen und duschen müssen. Und es kostet überhaupt kein Geld.

Ein weiterer Vorteil: Sie wissen auch beim Generalstreik des öffentlichen Nahverkehrs, wie lange Sie zur Arbeit brauchen, und dass Spaziergänge selbst unter Pandemiebedingungen sinnvoll und gut sind, hat uns die jüngere Vergangenheit gelehrt. Mit einiger Wahrscheinlichkeit ist auch auf Ihrem Smartphone eine Schrittzähler-App vorinstalliert (bei iPhones unter »Health«, das ist die App mit dem roten Herz), oder Sie kaufen sich einen Schrittzähler für die Hosentasche (der kostet auch nur ein paar Euro). Wer am Tag 10 000 Schritte läuft, kann vergleichsweise schwer zunehmen, und 7 500 Schritte sollen auch schon reichen für einen optimalen Effekt. Es lohnt sich wirklich, darüber nachzudenken, was in das eigene Leben passt. Das ist für mittelalte Frauen auch deswegen so interessant, weil sie weltweit als die am wenigsten körperlich aktive Bevölkerungsgruppe gelten. Mehr als ein Drittel der Frauen ab 45 macht laut Robert Koch-Institut überhaupt keinen Sport. Und übrigens: Zumindest übergewichtigen Frauen kann Abnehmen auch zu weniger Hitzewallungen verhelfen (siehe S. 105).

Haben Sie die Proteine im Blick, also Ihre Eiweißzufuhr

Weil Eiweiß am besten satt macht. Es gibt die These, dass man immer so lange isst, bis man ausreichend Proteine zu sich genommen hat, ganz egal, wie viele Kalorien das mit sich bringt. Proteine stecken vor allem in Fisch und Fleisch – Brot, Nudeln, Reis und Kartoffeln haben wenig, und von Gummitieren und Zitroneneis sprechen wir hier mal gar nicht. Man kann sich auch mit pflanzlicher Kost proteinreich ernähren, indem man auf Kichererbsen, Kidneybohnen und andere Hülsenfrüchte sowie auf Nüsse (siehe S. 218) setzt. Eine klassische Eiweißquelle für Veggies ist Tofu, also die Sojabohne. Besondere Beachtung verdient in meinen Augen die Lupine, die viele als Tremocos-Tapas vom Spanienurlaub kennen. Ihre Samen enthalten besonders hochwertiges Protein. Denn es sind alle Proteinbausteine (Aminosäuren) enthalten, die der Körper braucht, weil er sie nicht selbst aus dem bauen kann, was er sowieso da hat, also alle so genannten essenziellen Aminosäuren. Proteine sind auch deswegen so wichtig, weil sie das Lieblingsessen der Muskeln sind (siehe S. 200).

Legen Sie zwischen den Mahlzeiten längere Pausen ein

Das bewegt den Körper dazu, seine Reserven zu mobilisieren. Denn wie oben gesagt: Solange Insulin im Spiel ist, kann man nicht abnehmen. Nur ohne geht es an die Reserven. Dafür braucht der Körper Zeiten ohne Nahrung. Wenn man sich schon etwas verkneift, dann sollten das als Erstes Snacks und Zwischenmahlzeiten sein. Denn sie verhindern, dass der Hormonspiegel absinken kann. Wer es schafft, sollte sich sogar auf nur zwei Mahlzeiten beschränken, diesen Rat gaben Ernährungsexperten wie Prof. Günter K. Stalla von der Deutschen Gesellschaft für Endokrinologie schon lange, bevor das Konzept als »Intervallfasten« Furore machte. Für solche Essenspausen zum Abnehmen – besonders beliebt ist »16 plus 8«, also 16 Stunden fasten, während acht Stunden am Tag essen erlaubt ist – spricht aus meiner Sicht, dass es würdevoller ist, gegen die Uhr zu hungern, als gegen alle Verlockungen. Und dass man es ganz gut in das tägliche Leben einbauen kann, etwa indem man möglichst früh zu Abend isst und möglichst spät frühstückt.

Ein weiterer Tipp im Zusammenhang mit Insulin: Nehmen Sie sich Zeit zum Essen, und kauen Sie gründlich. Nicht nur weil es locker 20 Minuten dauert, bis das Signal »Ich bin satt« im Gehirn angekommen ist: Kauen stimuliert auch Incretine – das sind körpereigene Botenstoffe, die die Magenentleerung verlangsamen und so verhindern, dass übermäßig viel Insulin auf einmal benötigt wird.

Lernen Sie eine Entspannungsmethode

... und damit das Handwerkszeug, um mit Stressattacken besser umzugehen. Ich denke hier gar nicht an all die Chips und Gummibärchen, die gefuttert werden, um Stress zu kompensieren – und bei mittelalten Frauen direkt auf der Taille landen. Ich denke hier pharmazeutisch. Denn Stress pur bedeutet hohe Kortisolspiegel im ganzen Körper. Und Kortisol ist nichts anderes als der Arzneistoff Kortison. Man könnte also chronischen Stress auch als eine Dauertherapie mit Kortison betrachten. Mit den bekannten Nebenwirkungen, darunter die Gewichtszunahme, vor allem am Bauch.

Mit Dauerstress schlank zu bleiben ist darum alles andere als leicht. Eine super Sache fürs Körpergewicht ist daher: zu lernen, sich aktiv zu entspannen. Und welche Methode ist dazu die beste? Das spielt fast keine Rolle – siehe das Kapitel zum Schlaf, da geht es ausführlicher um das Thema. Autogenes Training und Muskelrelaxation nach Jacobson haben den Vorteil, dass man sie schnell lernen kann, etwa an der Volkshochschule oder mit einem Buch. Auch hier gilt wieder: Am besten ist, was zu einem passt. Was ich wichtig finde, ist, dass man sich einmal klarmacht: Es ist kein Luxus, sich Zeit zum Entspannen zu nehmen, sondern man macht sich damit das Leben leichter, im ganz wörtlichen Sinne. Das ist nicht anders als beim Sport. Nur viel bequemer: Man kann im Liegen was für die Figur tun.

Reduzieren Sie Feierabend- und sonstige Drinks

Die wahre Wahrheit ist: Alkohol macht dick, und zwar nicht nur, weil er pro Gramm sogar mehr Kalorien mitbringt als Zucker. Sondern auch, weil er die Fettverbrennung in der Leber drosselt. Es wird praktisch erst der Alkohol, dann das Fett abgebaut. Hinzu kommt: Alkohol erschwert den Muskelaufbau, und auf den kommt es an (mehr dazu ab S. 197). Das muss mittelalten Frauen zu denken geben, zumal sie vergleichsweise viel trinken: Unter den 45- bis 54-Jährigen ist der Anteil der Frauen, die mehr als zehn Gramm Alkohol (so viel ist ungefähr in einem kleinen Glas Wein) pro Tag zu sich nehmen, mit 18 Prozent höher als in allen anderen Altersgruppen. So steht es im Alkoholatlas 2017 vom Deutschen Krebsforschungszentrum. Und gut ausgebildete Frauen trinken mehr als solche mit niedrigerem Sozialstatus.

Und immer daran denken: Jeder nimmt auf eine andere Weise am besten ab oder hält sein Gewicht

Auch das weiß man inzwischen. Die eine Diät, die für alle gleichermaßen funktioniert, gibt es nicht. Eine protein- und fettreiche Ernährung (Low Carb) macht manche Menschen zum Beispiel müde. Und: Nicht jedem, der Diät macht und einfach nicht abnimmt, fehlt es an Disziplin. Darum boomen zur Zeit Programme, die das Abnehmen individualisieren und zum Beispiel anhand aufwendiger Tests der Darmflora erkennen wollen, was das beste Rezept ist. Das kann sehr teuer werden. Hier ist man aber noch ganz am Anfang, so dass bis heute eigentlich die

Erkenntnis ist: Wenn es mit einer Methode nicht klappt, sollte man zu einer anderen wechseln.

Das muss ich hier noch loswerden ...
zum Thema Körpergewicht

Auch Medikamente können dick machen. Dieses Thema liegt mir als Pharmazeutin natürlich besonders am Herzen. Wenn frau immer schwerer wird, obwohl sie schon so viel richtig macht, sind das eben nicht immer die Hormone. Manchmal sind auch Medikamente schuld. Gerade im Bereich Psychopharmaka gibt es einige Hochrisikosubstanzen: Die allermeisten Patienten, die sie auf Dauer bekommen, nehmen zu. Allen voran sind das Wirkstoffe wie Olanzapin (bis zu 50 Kilo mehr sind möglich!) oder das verwandte Clozapin, das ebenfalls bei Psychosen verordnet wird. Aber auch für viele Antidepressiva ist der Effekt bekannt, wenn auch meist nicht so extrem. Ältere Wirkstoffe wie zum Beispiel Amitryptilin schlagen sich vergleichsweise schnell auf der Waage nieder, neue Antidepressiva (so genannte Serotonin-Wiederaufnahmehemmer oder SSRI) wie das Mittel Paroxetin machen sich dort oft erst nach vielen Wochen bemerkbar.

Und auch **Lithium**, das oft zusätzlich verordnet wird, kann dick machen. Grund für diese Extrapfunde ist die Wirkung der Arzneistoffe unter anderem auf die Andockstellen (Rezeptoren) zahlreicher Botenstoffe, allen voran Histamin und Serotonin. Eine besondere Rolle scheint dabei der so genannte Serotonin-5HT2C-Rezeptor zu spielen. Denn wenn er durch die Medikamente blockiert wird, haben wir mehr Appetit. Einige Mittel, darunter Olanzapin, wirken zudem auf das Hungergefühl, indem sie das so genannte Sättigungshormon Leptin beeinflussen.

Auch **Betablocker** muss ich hier nennen, also Mittel wie Propranolol oder Metoprolol, die bei Bluthochdruck sowie zur

Kopfschmerzprophylaxe gegeben werden. Einer Studie der Universität Padua zufolge können sie innerhalb eines halben Jahres für 1,5 bis 6 Kilo mehr auf der Waage sorgen. Außerdem sind manche Diabetesmedikamente potenzielle Dickmacher, darunter natürlich Insulin. Und dann will ich noch die Mittel gegen Krampfanfälle (Antikonvulsiva) erwähnen, darunter gibt es auch einige, die erwiesenermaßen dick machen können, etwa die viel eingesetzte Valproinsäure oder auch Carbamazepin. Das kann gerade deswegen ein Problem sein, weil Epilepsiekranke für gewöhnlich davon ausgehen müssen, dass sie ihre Medikamente nicht nur ein paar Monate oder wenige Jahre, sondern ihr ganzes Leben lang nehmen müssen.

Schließlich muss auch **Kortison** auf die Liste. Kortikoide (Kortison und seine Verwandten) machen vor allem in Gesicht und Nacken dick, das habe ich oben ja schon erwähnt. Der Entzündungshemmer greift in den Fettstoffwechsel ein, steigert den Appetit und verursacht Wassereinlagerungen. Das gilt zumindest für höher dosierte Tabletten und Spritzen. Sprays, Salben, Inhalatoren usw. haben keinen Einfluss aufs Körperfett, da nicht genug Wirkstoff im Blutkreislauf ankommt, um den Effekt herbeizuführen.

Aber jetzt keine Panik, bitte. Nur weil ein Mittel statistisch gesehen dick macht, muss das längst nicht bei jeder Patientin der Fall sein. In der Studie zur Kopfschmerzprophylaxe war es bei Propranolol nicht mal jeder Zehnte, bei Valproinsäure jeder Vierte, und bei Amitryptilin waren es ungefähr zwei von dreien. Wenn Sie aber ein Medikament im Verdacht haben, Ihre Figur zu ruinieren, ist zunächst das Allerwichtigste: Sprechen Sie mit Ihrer Ärztin oder Ihrem Arzt, statt es auf eigene Faust abzusetzen. Sie nehmen es ja nicht ohne Grund. Auch in Eigenregie statt einer ganzen etwa nur noch eine halbe Tablette zu nehmen kann riskant sein. Und bringt womöglich gar nichts, da der Dickmachereffekt nicht immer im Zusammenhang mit der Dosierung steht. Und häufig kann man auch auf ein anderes Präparat ausweichen. Bei Antidepressiva und Epilepsiemitteln gibt es dann sogar Alternativen, die tendenziell dünner machen. 🖤

10. Ich habe keine Lust mehr

Ein weiteres Klischee: Das der mittelalten Frau, die keine Lust mehr auf Sex hat. Und ist es zutreffend? Nein! Mitnichten. Es stimmt einfach nicht, dass die Lust auf Sex mit den Östrogenen so ohne Weiteres versiegt. Denn die weiblichen Sexualhormone spielen hier, anders als man vielleicht denken könnte, nicht die entscheidende Rolle (siehe S. 43). Es geht da eher um ein »komplexes Geflecht aus Beziehungs-, Selbstwert-, gesundheitlichen und soziokulturellen Aspekten«, das Lust oder Unlust bestimmt, so sagt es die Wechseljahres-Leitlinie.

Darum bringt auch eine Hormonersatztherapie nichts gegen Lustlosigkeit, da sind sich Experten einig. Östrogene können allenfalls dadurch etwas verändern, dass sie Hitzewallungen lindern – die Sorte, die frau regelrecht schreddert und damit das ganze Leben, nicht nur die Lust, verändert. Auch schmerzhafte Scheidentrockenheit oder strukturelle Veränderungen im gesamten Genitalbereich lassen sich mit Östrogenen sehr gut behandeln, falls vorhanden. Dazu braucht es nur die lokal wirksamen Mittel – wenn nicht schon ein wirkstofffreies Gleitgel den Unterschied macht. So ein Gel solle man beim Sex immer benutzen, sagt die Hamburger Sexualtherapeutin Ann-Marlene Henning. Und so wie früher in den WGs am Kopfende der Matratzen immer irgendeine Dose stand, in der Kondome waren, sollte frau so ein Gel höchstens einen Arm weit entfernt vom Bett aufbewahren. Aber natürlich kann man auch Sex größer denken und fühlen als bisher. Und ihn ohne schmerzhafte Handlungen gestalten, also ohne Penetration.

Östrogentabletten, -pflaster, -cremes, -zäpfchen usw. können also die Lust nur von Gestrüpp befreien, das es schwer machen kann, zu ihr durchzudringen. Oder sie am Entfleuchen hindern, wenn sie da war, aber ein körperlicher Schmerz sie aussticht und nichts mehr davon zu fassen ist. Das Hormon, das die Lust wirklich anschiebt, ist das männliche Geschlechtshormon Testosteron. Das funktioniert medikamentös zwar wirklich nur in Ausnahmefällen (siehe S. 81 f.). Aber es ist der Grund, warum einige Frauen – so um 20 bis 30 Prozent, heißt es – nach den Wechseljahren sogar anhaltend mehr Lust auf Sex haben. Denn wenn weniger Östrogen im Körper zirkuliert, ist vom Testosteron mehr zu spüren.

Auch deswegen gibt es heute eher das umgekehrte Phänomen: Frauen ab 50 entdecken die Lust. »Eine Lust, die vorher hinter gesellschaftlichen Vorstellungen, wie der Sex zu sein hat, versteckt war«, so sagt es Ann-Marlene Henning. Denn so lange ist es noch nicht her, dass man von »ehelichen Pflichten« sprach. »Für viele Frauen war früher klar: Wenn ich einen Mann habe, muss ich ab und zu nett zu ihm sein, auch wenn ich keine Lust habe. Die Menopause war dann ein willkommener Vorwand, dieses Arrangement beenden zu können«, so Henning. Und: »Frauen wurden nicht gerade zum Genuss aufgefordert, im Gegenteil.« Sie selbst sei 1964 geboren und gehöre fast zur ersten Generation von Frauen, für die eine lebenslange Sexualität ein Thema ist.

Und die erfährt heute mit um die 50 nicht selten einen Boost: Wenn die (lange) Phase vorbei ist, in der der Alltag einem gar nicht mehr Zeit lässt als für das, was unbedingt gemacht werden muss. Und man irgendwann begreift, dass man auch ein anderes Leben haben kann, wenn man es denn will. Dieses »andere Leben« ist für manche ein anderes Sexualleben, das möglich wird.

Denn Erotik braucht Zeit und Energie, genau wie so vieles andere, das gelingen soll.

Die mittleren Jahre können darum auch in puncto Sexualität ein Aufbruch sein. Diese verändert sich über das ganze Leben hinweg, sie ist zu keinem Zeitpunkt »fertig« oder ausdefiniert. Mir gefällt das Bild, das die Gynäkologin Sheila de Liz dafür verwendet: Sie ist ein Baum, dem ständig neue Äste und Blätter wachsen. Man kann diesen Baum gießen und umsorgen. Ob mit Ehemann, Ehefrau, Liebhaber*in oder ganz ohne, mit Büchern, erotischen Hörgeschichten, Filmen, Vibratoren. Die Verkaufszahlen für Sextoys steigen seit Jahren, und während sich das Angebot jahrzehntelang fast ausschließlich an Männer richtete, ist es heute riesig für Frauen.

Aber halt, liebe Leserin! Ich will Ihnen hier nicht einreden, dass Sie Lust auf Sex haben. Wirklich überhaupt nicht. Denn das heißt doch: haben müssten. Es hat nun mal nicht jeder und jede immerzu Lust. Weiterhin gibt es Menschen, denen Sex sehr wichtig ist, und andere interessieren sich weniger dafür. Das ist eigentlich ganz und gar banal und trifft auch auf ganz junge Menschen zu. Ich fürchte nur, dass es trotzdem nicht immer und für jeden und jede klar ist. Denn wir leben doch in einer Welt, in der sich alles um Sex dreht, weil jeder Bleistift damit verkauft wird. In der die Gesundheit einer Beziehung, womöglich sogar die Erfüllung eines Lebens, daran gemessen wird, was im Bett abgeht. In der »heiß« gleichbedeutend ist mit »toll« oder mit »lebendig«.

Obwohl wir es besser wissen, denn selbst diejenigen mit großem Interesse kennen doch Phasen im Leben, in denen Sex einfach nicht besonders reizvoll erscheint oder es kaum möglich ist, sich als erotisches Wesen wahrzunehmen. In der Lustlosigkeit die adäquate Reaktion auf all das ist, was gerade so los ist: Wenn es im Job oder in der Familie so richtig stressig wird, das Gefühl der

Überforderung und Hilflosigkeit aufkommt, wegen Geldsorgen, Jobverlust, Krankheit, Krise. Andere kennen das aus der Schwangerschaft, der Stillzeit und/oder dann, wenn das Baby mit im großen Bett liegt. Für manche Paare hält diese Phase an, bis die Kinder aus dem Haus sind. Die Möglichkeit, dass sie Hereinplatzen, wenn man einfach mal nur Mann und Frau sein will und nicht Vater und Mutter, ist für viele Eltern sehr abtörnend. Allein deswegen kriegt die Sexualität in der Mitte des Lebens nicht selten eine neue Chance.

Die Sache ist nur: Wir benehmen uns so, als gäbe es diese Phasen nicht. Wir tun so, als hätten wir ständig Lust, aus den oben genannten Gründen. Darum fürchte ich: Viel zu viele Frauen (und Männer) stellen sich die Frage gar nicht, wie es wirklich um ihr Begehren oder auch nur um ihre Bereitschaft dazu steht, wenn es um Sex geht. Weil es für sie so wichtig ist, ihn zu haben, nur, um nicht darüber nachdenken zu müssen, ob auch wirklich alles in Ordnung ist mit ihnen. Wir sind viel lockerer geworden im Umgang mit Sex und gestehen jedem und jeder seine und ihre Vorlieben und Fantasien zu. Nur keine Lust zu haben, das ist nicht erlaubt. Bisher sind es erst ganz wenige Stimmen, die sich für diese Freiheit starkmachen, wie etwa die Sexualtherapeutin Anica Plaßmann in ihrem kürzlich erschienen Buch *Sexfrei. Weil es okay ist, keine Lust zu haben.* Und es stimmt, was sie darin sagt: Wenn wir sexuelle Freiheit für uns proklamieren, muss auch die dazugehören, abstinent zu sein.

Die Frauenärztin Dorothee Struck aus Kiel, die bis 2020 eine Wechseljahreskolumne für die *BRIGITTE WOMAN* geschrieben hat, drückt es so aus:»Wechseljahre und Sexualität, das ist so unterschiedlich, wie Frauen gewachsen sind.« Das finde ich einen wunderbaren Vergleich, denn auch in Hinblick auf den Körper tut es so, so gut, wenn man sich akzeptiert, wie man ist.

Wenn mittelalte Frauen also davon sprechen, keine Lust zu haben, könnte das nicht auch bedeuten, dass sie sich endlich zugestehen, nicht oder gerade nicht an Sex interessiert zu sein? Letztlich wäre das die selbstbestimmte Gestaltung des Sexuallebens. Und ich könnte mir vorstellen, dass im Zuge dieser Selbstbestimmung auch wieder, vielleicht sogar erstmals, spürbar wird, was Lust für einen ist und wann sie aufkommt, wodurch sie entsteht. Und selbst wenn nicht: Wir gestehen uns zu zu wählen. Insofern liegt darin auch eine Befreiung. Wie auch in schlaffen Oberarmen und wogenden Bäuchen.

Denn die Wahrscheinlichkeit, im Bett eher das zu tun, was gut aussieht, als das, was sich gut anfühlt, ist in jungen Jahren riesengroß. Aber sie sinkt mit der Entfernung vom Schönheitsideal, das vermute ich jetzt einfach mal. Lange Jahre hat man vielleicht sehr daran gearbeitet, schlank, attraktiv, fit, sexy zu sein, den Anforderungen zu entsprechen, die zu gelten schienen. Aber irgendwann ist man gezwungen, die körperlichen Veränderungsprozesse zu integrieren, wie es der Berliner Sexualwissenschaftler und -therapeut Christoph Joseph Ahlers ausdrückt. Das fällt manchen leichter und anderen schwerer, aber wenn es gelungen ist, verzichtet man nicht mehr auf Sex, nur aus Angst vor einer negativen Rückmeldung. Das ist übrigens ein Phänomen aus der Mitte des Lebens, das schnell mal als Lustlosigkeit umetikettiert wird, aber eigentlich das Gegenteil ist: nämlich Begehren und Bedürfnis, das aber vom Kopf plattgemacht wird, aus der Überzeugung heraus, vermeintlichen Ansprüchen nicht zu genügen. Und dann gibt es natürlich noch eine dritte Befreiung in den mittleren Jahren, und das ist die von der einen, großen Angst, die die meisten von uns auf die eine oder andere Art jahrzehntelang begleitet hat: ungewollt schwanger zu werden.

Und was ist mit dem Phänomen Langeweile? Frau hat Lust, aber nicht auf ihren Partner oder ihre Partnerin? Oder nicht, wie seit vielen Jahren, am Samstag nach der Sportschau oder am Sonntag nach dem Frühstück? Manche Frauen fangen dann eine Affäre an, aber das geht nicht immer gut, schließlich entsteht durch Intimität mit einem (festen) Lover oft sowas wie Liebe. Mit dem Langzeitpartner oder der Langzeitpartnerin kann es aber nur wieder spannender werden, wenn man den Willen aufbringt, ihn oder sie vielleicht doch noch mal neu zu entdecken. Und sich zu fragen: Wenn ich keine Lust habe auf das, was ist: Worauf habe ich denn Lust? Was ist schön, was macht Spaß? Was will ich, was brauche ich? Was will ich mit ihm oder ihr ausprobieren? Und auch: Was täte mir sehr, sehr leid, wenn ich es für mich nicht mehr erleben könnte?

Es hilft ungemein, sich auf die Ressourcen zu konzentrieren und nicht auf die Defizite. Das, was Spaß macht, genießen, statt sich dafür zu geißeln, dass es nicht so läuft, wie man es im Kopf hat. Und man muss sich Zeit nehmen und der Sexualität Raum geben, sie priorisieren, wenn sie sich entwickeln soll. Darum sind Tipps wie »sich verabreden, im Bett nackt ausziehen und gucken, was passiert« mit 50, 60 und 70 so gut wie mit 20.

Und noch etwas hilft: Reden. Auch hier können die Wechseljahre ein Gewinn sein, sagt die Hamburger Frauenärztin Anneliese Schwenkhagen – nämlich, wenn man sie zum Anlass nimmt, dem Partner zu eröffnen: »Du, bei mir hat sich was verändert ... «, und damit ins Gespräch über Sex zu kommen. Das erfordert unter Umständen Mut. Aber nur, weil man es zwischen Windeln, Wohnungssuche und dem Versuch, Karriere zu machen, vielleicht versäumt hat, dem Partner die eigenen Wünsche und Bedürfnisse mitzuteilen, heißt das nicht, dass man es nicht noch machen kann. Mal abgesehen davon schafft Reden Verbundenheit, und wenn sich ein Paar verbunden fühlt, kommt es ganz allgemein besser durch schlechte Zeiten, als die die Sexflaute vielleicht empfunden wird. »Kommunikation ist alles«, sagt Schwenkhagen. Das gilt, denke ich, nicht nur in Bezug auf den Partner. Denn anders als Teenager auf Entdeckungstour oder Carrie und Co. mit Mitte 30 im New York der Nullerjahre (in *Sex and the City*) tendieren mittelalte Frauen dazu, einfach gar nicht mehr über Sex zu reden, auch nicht mit ihren Freundinnen. Also auch nicht über ihre Körper und deren teils lästige Veränderungen in der Wechselzeit, der »Puberty for the Middle-Aged«, wie die *New York Times* sie nennt. Dabei wissen wir doch alle, wie oft man im Gespräch auf gute Ideen kommt, wie man ein Problem lösen könnte. Wie erlösend es ist zu sehen: Anderen geht es auch so. Und wie gut es tut, Sorgen wegzulachen.

11. Mir fallen die Haare aus!

Haare werden mit fortschreitendem Alter dünner und brüchiger, das ist auch bei Männern so und hat erst mal gar nichts mit der hormonellen Umstellung in der Lebensmitte zu tun. Wenn Krise auf dem Kopf herrscht, sind darum häufig genug gar nicht so sehr weniger Haare das Problem als einfach deren Veränderung: Die Zahl der ausgefallenen Haare korreliert nicht immer mit dem Leid an der Sache. Falls jedes Haar im Waschbecken schlechte Laune und Ihr Schädel Ihnen große Sorgen macht, sollten Sie einen Termin bei einer Haarsprechstunde machen, wie sie Hautärzte und Universitätskliniken anbieten. Und zwar gleich. Denn Haarausfall kann viele, viele Ursachen haben, die ganz unterschiedlich behandelt werden. Und es gilt: Je früher man damit anfängt, desto mehr lässt sich erreichen.

Aber Termine beim Hautarzt bekommt man selten von heute auf morgen. Also, wie kann man die Zeit überbrücken? Ich bin kein großer Fan von Nahrungsergänzungsmitteln, aber hier finde ich, sind sie eine gute Idee. Sinnvoll können zum Beispiel Eisen, Zink, Vitamin D und Biotin sein – alle braucht der Körper, um gesunde Haare produzieren zu können. Allerdings: Nahrungsergänzung bringt dann besonders viel, wenn auch ein Nährstoffmangel vorhanden ist. Gerade bei Biotin gibt es den aber so gut wie nie, auch wenn es in sehr vielen Produkten für Haare und Nägel enthalten ist. Vitamin-D-Mangel ist dagegen nichts Ungewöhnliches (siehe S. 206 ff.). Auch Zinkmangel kann vorkommen. Und Eisenmangel – er ist bei Vegetarier*innen nicht selten, denn Fleisch enthält viel Eisen – ist eine der häufigsten Ursachen für schlechtes Haarwachstum und Haarausfall. Schließlich führt er zu Blutarmut bzw. zu weniger Sauerstoff im Blut. Und das veranlasst den Körper sofort, Prozesse runterzuregulieren, die viel Energie verbrauchen. Wie eben das Haarwachstum, für das sich Zellen schnell teilen müssen. Aber besprechen Sie dieses Thema in der Haarsprechstunde. Auf eigene Faust auf Dauer etwas zu schlucken kann man nicht empfehlen, gerade Zink nimmt man leicht auch zu viel. Und ein Mangel lässt sich nur per Bluttest nachweisen.

Was man außerdem tun sollte: gut essen, auch um ausreichend Proteine und damit den Haarbaustein Cystein zu sich zu nehmen. Und keine Nächte mehr durcharbeiten. Denn das Hormon Melatonin, das vor allem im Dunkeln gebildet wird, spielt offenbar eine Rolle in Sachen Haarwachstum: Einzelne Studien zeigen, dass es dieses ankurbelt, vielleicht ein Relikt aus Höhlenzeiten: Im Winter, wenn es länger dunkel ist, braucht man mehr Fell. Nicht nur Tageslicht, auch elektrisches hemmt die Melatoninproduktion. Ausreichend schlafen ist darum ein Faktor für schönes Haar, den kaum jemand auf dem Zettel hat. Es gibt aber auch (rezeptfreie) Haarseren mit Melatonin, die Wachstum und Struktur verbessern sollen.

Und was passiert dann in der **Haarsprechstunde**? Da wird das Problem systematisch angegangen. Als Erstes kommen Befragung (Anamnese) und Untersuchung: Gab es schwere Krankheiten oder Therapien? Wo genau fallen die Haare aus, eher diffus, also über eine größere Fläche verteilt, oder nur am Scheitel? Wie sieht das Haar unterm Mikroskop aus? Für ein so genanntes Trichogramm werden etwa 20 bis 50 Haare ausgezupft, damit man sich die Wurzeln genau ansehen und erkennen kann, welcher Anteil der Haare in welcher Lebensphase ist. Beim gesunden Haar sind über 80 Prozent in der Wachstumsphase, die zwei bis sechs Jahre dauert und in der das Haar etwa einen Zentimeter im Monat wächst. Unter drei Prozent sind in der Übergangsphase und weniger als 20 Prozent in der zwei bis vier Monate anhaltenden Ruhephase, an deren Ende das Haar natürlicherweise ausfällt. Per Trichogramm kann man Abweichungen erkennen und vorhersagen, wie es in den nächsten Monaten weitergeht. Ein so genannter Trichoscan bestimmt zusätzlich Haarzahl und Haardicke mit Foto- und Softwareunterstützung und kommt ohne Ausreißen aus. Je nach Befragung und Untersuchung wird manchmal auch Blut abgenommen, wobei es nicht nur um den oben genannten Vitalstoffmangel geht, sondern zum Beispiel auch um zu hohe oder zu niedrige Schilddrüsen- und erhöhte Testosteronwerte (dazu später mehr).

Spätestens jetzt ist für gewöhnlich klar, womit man es zu tun hat. Beim kreisrunden Haarausfall, der Alopecia areata, ist das Immunsystem schuld. Ein diffuser Haarausfall kann viele Gründe haben, von Eisenmangel bis hin zu Medikamenten wie etwa die Antibiotika Nitrofurantoin und Erythromycin, aber auch Herz-Kreislauf-Mittel wie Statine und ACE-Hemmer. Die Liste ist lang und steht auf der sehr empfehlenswerten Seite www.haarerkrankungen.de. Im Übrigen kann auch Stress dazu führen, dass die Haare schlechter wachsen, dünner werden, ausfallen.

Typischerweise führen solche Belastungen dazu, dass plötzlich viel mehr Haare als sonst in die Ruhephase kommen. Darum beginnt diese Art Haarausfall ziemlich genau vier Monate nach der Belastungssituation.

Die häufigste Form von Haarverlust bei beiden Geschlechtern ist aber der anlagebedingte Haarausfall (die »androgenetische Alopezie«, AGA). Etwa jede vierte Frau zwischen 50 und 70 Jahren sei betroffen, heißt es. Hier steckt schon im Namen, dass Hormone (Androgene, konkret Testosteron und seine aktive Form DHT, siehe S. 72) eine Rolle spielen: Trifft DHT auf empfindliche Haarwurzeln, so die Theorie, bilden sich die Blutgefäße zurück, die die Haarwurzeln mit Nährstoffen versorgen. Durch die Mangelversorgung schrumpft die Haarwurzel, und die Wachstumsphase wird plötzlich ganz kurz, die Übergangs- und die Ruhephase beginnen also sehr viel eher. Das Haar wird dünner und fällt viel zu früh aus.

Die Sache ist nur: Wie groß der Einfluss von DHT bei Frauen in den Wechseljahren wirklich ist, weiß man längst noch nicht genau. Die Erfahrung zeigt aber, dass Antiandrogene bei Haarausfall hilfreich sind. Also Wirkstoffe, die die Rezeptoren für männliche Hormone in den Haarwurzeln besetzen, so dass diese dort weniger wirken. Das ist für mittelalte Frauen deswegen besonders interessant, weil nicht nur Antibabypillen, sondern auch einige der Wechseljahrespräparate gegen Hitzewallungen Gestagene enthalten, die eine antiandrogene Wirkkomponente haben, wie etwa Chlormadinon oder Drosperinon. Es kann also sein, dass der Kummer mit den Haaren die Entscheidung erleichtert, Hitzewallungen mit Hormonen zu behandeln. Oder dass man auf ein entsprechendes Präparat wechselt, wenn man ohnehin welche nimmt. Sprechen Sie mit Ihrem Frauenarzt oder Ihrer Frauenärztin.

Man kann aber auch ganz ohne Hormone viel erreichen, vor allem mit dem Arzneistoff **Minoxidil**. Das ist eine Substanz, die erst nur als Blutdruckmittel im Einsatz war, und irgendwann fiel auf, dass bei den Anwender*innen die Haare besser wuchsen. Minoxidil weitet eben auch die Blutgefäße in der Kopfhaut, so dass die Haarwurzeln wieder besser mit Nährstoffen versorgt werden, das ist zumindest Teil des vermuteten Wirkprinzips. Mit dem Mittel will man die Haare, die eigentlich schon in der Ruhephase sind, noch mal zum Wachstum anregen. Außerdem kann Minoxidil die Zellteilungsrate vor Ort steigern, die Haarwurzel vergrößert sich und produziert wieder ein dickeres Haar.

Um Haarausfall zu behandeln, muss man Minoxidil nicht schlucken, die äußerliche Anwendung als Lösung oder Schaum reicht. Und für Frauen tun es zweiprozentige Zubereitungen, Männer profitieren von fünf Prozent. Man trägt das Mittel auf die trockenen Haare auf, danach sollte man sich gut die Hände waschen. Das Ganze am besten morgens oder zumindest ein paar Stunden vor dem Schlafengehen, denn wenn man Minoxidil auf dem Kopfkissen und damit im ganzen Gesicht verteilt, können eben auch dort Haare sprießen. Andere mögliche Nebenwirkungen sind zum Beispiel Hautausschlag oder Juckreiz, und manche Anwender*innen reagieren allergisch, vor allem auf einen bestimmten Bestandteil der Lösung, das Propylenglykol. Wichtig zu wissen: Minoxidil wirkt nur, solange man behandelt. Und: Wenn nach etwa fünf Wochen der Behandlung plötzlich noch mehr Haare ausfallen, ist das kein schlechtes Zeichen, sondern der so genannte Shedding-Effekt. Der Grund dafür: Normalerweise wächst jedes Haar nach seinem eigenen Rhythmus, unter Minoxidil schieben plötzlich sehr viele neue Haare gleichzeitig sehr viele alte, lockere Haare aus der Kopfhaut heraus.

Minoxidil hilft wirklich vielen, wenn man es früh genug nimmt. Und es ist ohne Rezept zu haben, also eigentlich eine bequeme

Lösung für ein Problem, das sehr belastend sein kann. Einen Haken, der so nicht unter »Nebenwirkungen« im Beipackzettel steht, gibt es dennoch: Ist das Haar mit Minoxidil anbehandelt, fällt die Diagnostik in der Haarsprechstunde sehr viel schwerer.

Zur allgemeinen Verwirrung gibt es übrigens noch eine weitere lokale Therapieoption: **Alfatradiol**, auch bekannt als 17-alpha-Östradiol. Also gibt man auch Östrogene bei Haarausfall? Nein, dieser Wirkstoff ist dem natürlichen 17-beta-Östradiol, das im weiblichen Körper so eine große Rolle spielt, zwar zum Verwechseln ähnlich, passt aber trotzdem nicht auf den Rezeptor: Er ist wie die linke Hand, wenn die rechte das 17-beta-Östradiol ist, darum hat er so gut wie nichts von dessen östrogener Wirkung (nicht mal 0,3 Prozent davon, heißt es).

Alfatradiol hemmt die Produktion von DHT und kann so die Haarwurzeln vor dem Verkümmern schützen. Es gibt (rezeptfreie) Fertigpräparate, und es ist auch nicht unüblich, dass Apotheken Haarwässer mit Minoxidil UND 17-alpha-Östradiol herstellen. Solche Rezepturen sind nicht ganz unproblematisch, denn man muss als Apotheker*in höllisch aufpassen: Minoxidil löst sich nur ganz schlecht auf (in Wasser nur zu 0,2 Prozent), und als Bodensatz kann es nichts bringen. Man muss also die Lösungsmittel geschickt kombinieren. Und es ist auch schon vorgekommen, dass statt 17-alpha- versehentlich 17-beta-Östradiol verarbeitet wurde, was zum Aufbau der Gebärmutterschleimhaut und darum zu Blutungen führen könnte. Ich habe es ja schon mal gesagt: Wo ich ein Fertigpräparat kriegen kann, würde ich das bevorzugen.

12. Meine Haut ist so trocken

Sie gehört zum Winter wie die Erkältung: schuppige, juckende, rissige Haut, die leicht spannt, wenn man sich nach dem Duschen wieder anzieht. Nicht schön, aber auch kein Problem? Das stimmt so nicht mehr unbedingt. Der Blick auf das Phänomen hat sich in den letzten Jahren verändert. Trockene Haut (Xerosis cutis) gilt heute als eigenständige Diagnose, in der aktuellen »Internationalen statistischen Klassifikation der Krankheiten und verwandter Gesundheitsprobleme« (ICD oder International Statistical Classification of Diseases and Related Health Problems) hat sie inzwischen einen eigenen Zahlencode (L85.3). Und vor wenigen Jahren (2018) erschien ein erstes Positionspapier zur Diagnostik und Behandlung trockener Haut, das den Stand des Wissens zusammenfasst und ein Leitfaden sein will für die Prävention, die Diagnose und die Behandlung. Hier die aktuellen Erkenntnisse aus der Trockenzone:

Trockene Haut ist ein medizinisches Problem, kein rein kosmetisches

Denn sie ist empfindlicher gegenüber Umwelteinflüssen, Allergenen und Erregern. Das kann vor allem Ekzeme und bakterielle Infektionen nach sich ziehen. Eine Studie von vor wenigen Jahren zeigte, dass sie auch das Risiko entzündeter Achselhöhlen und das von Warzen an der Fußsohle (»Plantarwarzen«) erhöht, die ein Virus auslöst. Die Barrierefunktion der Haut lässt dabei nach, lange bevor sie rissig wird: Weil sich das Mikrobiom verändert, wenn der Feuchtigkeitsgehalt sinkt, die Haut also von anderen Bakterien besiedelt wird als im gut durchfeuchteten Zustand. Noch dazu macht trockene Haut den Betroffenen das Leben schwer: Vor allem der Juckreiz, aber auch die Schuppung und das Spannungsgefühl können die Lebensqualität der Patient*innen massiv einschränken, das ist inzwischen sehr gut belegt. Was natürlich immer noch richtig ist: Trockene Haut beginnt oft als kosmetisches Problem, gegen das man sehr gut anpflegen kann. Wenn einen das Jucken wahnsinnig macht, man sich womöglich schon blutig gekratzt hat, sollte man sich jedoch fachärztlichen Rat holen. Weitere körperliche Anzeichen, die Arzt oder Ärztin sehen sollten, sind Rötungen und einzelne offene Stellen auf schuppiger Oberfläche. Und auch netzförmige Einrisse, wenn die Haut aussieht wie ein ausgetrocknetes Flussbett oder eine antike Vase, sind ganz klar ein Fall für den Hautarzt oder die Hautärztin: So zeigt sich das so genannte Austrocknungsekzem (Eczéma craquelé).

Trockene Haut braucht Fett UND Feuchtigkeit

Das besondere Kennzeichen trockener Haut ist, dass der so genannte Hydrolipidfilm darauf rissig ist. Diese hauchdünne Schicht aus körpereigenem Fett liegt natürlicherweise auf der obersten Hautschicht und verhindert, dass zu viel Wasser daraus verdunsten kann. Bei der Pflege trockener Haut geht es aber nicht nur darum, diesen Film oberflächlich wieder herzustellen. Ganz wichtig ist, Feuchtigkeit und feuchtigkeitsbindende Substanzen in die Haut hineinzuschleusen. Es braucht also beides, Fett und Feuchtigkeit. Dabei gilt: Je trockener die Haut, desto reichhaltiger sollte die Hautpflege sein. Am besten eignet sich dafür laut Positionspapier eine Wasser-in-Öl-Emulsion, in der winzige Wassertröpfchen in einer öligen Grundlage fein verteilt sind. Denn sie bringt mehr Fett mit als eine Öl-in-Wasser-Zubereitung. Darin sollten zudem feuchtigkeitsbindende Substanzen sein. Reine Fette oder Öle sind grundsätzlich nicht für die dauerhafte Therapie trockener Haut geeignet, steht klipp und klar im Positionspapier. Und kann man sich eine trockene Haut herbeicremen, indem man zu früh zu viel pflegt? Nein, darauf gibt es keine Hinweise. Dass ein Übermaß an Kosmetik umgekehrt zu fettiger und pickeliger Haut führen kann (»Acne cosmetica«), ist dagegen unbestritten.

Der Feuchtigkeitsspender mit der am besten belegten Wirkung ist Urea

Und zwar mit Abstand. Dabei ist Urea (Harnstoff) ein ganz schlichtes, kleines Molekül. Und eine preiswerte Substanz noch dazu. Ich bin ein Riesenfan, darum sage ich unten noch mal mehr dazu. Andere bewährte Feuchtigkeitsspender sind etwa Glycerol oder Hyaluronsäure. Welche Wirkstoffe über diese Substanzen hinaus in einer Zubereitung zur Pflege trockener Haut enthalten sein sollten, hängt von den Symptomen ab, die am meisten Kummer machen: Das heilungsfördernde Dexpanthenol zum Beispiel, wenn die Haut eingerissen ist. Bei Rötungen nennen die Dermatologen unter anderem Licochalcone A, das die Ausschüttung bestimmter Entzündungsvermittler in Hautzellen hemmt. Bei Juckreiz das schwach lokalanästhetisch wirksame Polidocanol oder auch Campher aus dem Campherbaum.

Das muss ich hier noch loswerden ...
zum Thema Urea

Wenn Apotheker*innen über Urea reden, sagen sie Harnstoff. Und dabei denken sie nicht an Pipi (jaaaa, im Urin wurde die Substanz erstmals gefunden). Sondern an einen ausgezeichneten, einfachen und wie gesagt noch dazu sehr preiswerten Feuchtigkeitsspender, der in der Hautpflege zum Einsatz kommt. Und der sogar auf der Liste der unentbehrlichen Arzneimittel der Weltgesundheitsorganisation WHO steht. Hier ein paar Dinge, die jeder über Harnstoff wissen sollte:

Harnstoff liebt Wasser und hält es fest

Harnstoff ist eine Substanz, die Wasser anzieht: Sie bildet Einschlussverbindungen damit und hält es so fest. Ein Feuchthaltemittel also, das in der äußersten Hautschicht natürlicherweise vorkommt (genau darum ist sein allergenes und Nebenwirkungspotenzial winzig), in älterer Haut aber leider oft weniger als wir das gern hätten. Und in kranker Haut schon erst recht, etwa bei Neurodermitis oder Psoriasis (Schuppenflechte). Darum juckt und knittert neurodermitische Haut, manchmal schuppt sie oder erscheint gerötet.

Auf den Gehalt kommt es an

Bodylotions enthalten oft zwei, drei Prozent Urea, Zubereitungen speziell für trockene Haut fünf bis zehn Prozent. Solche Produkte können den Wasserverlust der Haut (den TEWL oder transepidermalen Wasserverlust) nachweislich verringern, die Hautoberfläche erscheint dabei leicht geglättet und entspannt … genau, was man will. Etwa ab dieser Konzentration haben Harnstoffzubereitungen auch einen juckreizstillenden Effekt und helfen, Hautschuppen abzulösen, darum sind sie so geeignet für die Pflege neurodermitischer oder der sogenannten Reibeisenhaut, der eine Verhornungsstörung zugrunde liegt. Handcremes enthalten ebenfalls um die fünf bis zehn Prozent, Fußcremes meist um die 20 bis sogar 40 Prozent Harnstoff: eine ideale Konzentration, um Hornhaut geschmeidiger zu machen und Rissen in den Fersen vorzubeugen.

Man muss dranbleiben

Meine Fersen bekommen jeden Tag ihren Harnstoff. Sonst reißen sie auf. Denn auch das muss gesagt werden: Wer nach erster Besserung aufhört zu cremen, der merkt schnell die Verschlechterung. Man muss dranbleiben. Außer, man hat sich mal geschürft

oder so. Denn auf verletzter Haut kann Harnstoff sehr unangenehm zwiebeln. 🖤

Fettige Haut im Gesicht, staubtrockene am Körper – das ist kein Widerspruch

Denn im Gesicht haben wir die meisten Talgdrüsen. Es ist also
durchaus möglich, dass man in der T-Zone – auf Stirn, Nase und
Kinn – mit Unreinheiten zu tun hat, und am Körper etwas gegen
trockene Haut tun muss. Vor allem an Unterarmen und Schie-
nenbeinen, denn diese Partien sind besonders schlecht mit körpereigenem Hautfett versorgt, weil die Talgdrüsen hier ganz rar
sind. Ähnlich ist es an den Handinnenflächen und Fußsohlen;
hier gibt es gar keine Talgdrüsen.

Irgendwann ist eigentlich jeder dran

Rund ein Drittel der Erwachsenen hat trockene Haut. Bemerkbar macht sich das oft ab etwa 40 Jahren, eben weil Östrogene
die Hydrierung der Haut begünstigen (siehe S. 41 ff.). Außerdem
stimuliert Testosteron die Talgdrüsen, und auch von diesem Hormon haben wir – beide Geschlechter – weniger im fortgeschritte-
nen Alter. Dazu verlangsamt sich mit den Jahren der Zellturnover,
das heißt die Aktivität der Hautzellen geht zurück, sie produzieren weniger Feuchthaltefaktoren und Lipide. In einer Studie mit
den Bewohnern eines Altenheims waren 99 Prozent von trockener Haut betroffen. Aber auch schon ganz junge Leute können sie
haben, gerade im Winter, wenn trockene Heizungsluft der Haut
Feuchtigkeit entzieht.

Wenn es staubt, sobald man im Schein der Nacht-tischlampe sein T-Shirt auszieht, ist Pflege überfällig

Dann gibt es wirklich kein Vertun mehr, zweimal täglich cremen ist jetzt dringend angezeigt. Aus dermatologischer Sicht sind

schon leichter Juckreiz oder ein Spannungsgefühl nach dem Duschen ein deutliches Zeichen dafür, dass die Haut der Pflege bedarf. Und zwar nicht nur ein paar Tage lang. Das Jucken hört zwar schnell auf, und es staubt nicht mehr. Aber erst nach ein paar Wochen sind die Hautzellen so weit, dass sie selbst mehr Lipide und Feuchthaltefaktoren produzieren. Und während man reichlich Bodylotion an die Haut lassen sollte, ist beim Wasser Zurückhaltung das Richtige. Denn es kann die kostbaren Feuchtigkeitsbinder aus der Haut herausspülen, insbesondere in Kombination mit Seife, die den Hydrolipidfilm abwäscht – genau wie Spüli die Salatsoße vom Teller. Also gilt: möglichst selten und möglichst kurz duschen, außerdem möglichst kühl, denn je heißer das Wasser, desto besser kann es Fett lösen, das wissen wir auch aus der Küche. Ebenfalls wichtig: Auf Gesichtswasser usw. mit Alkohol verzichten, auch er setzt dem Hydrolipidfilm gewaltig zu.

Weitere Trockengebiete

Wo wir gerade schon dabei sind: Nicht nur die Haut, auch die Schleimhäute werden trockener. Das macht sich mit dem großen Thema Scheidentrockenheit (ab S. 140) bemerkbar, aber bei manchen Frauen auch mit einem trockenen **Mund**. Weil weniger Speichel produziert wird. Darum hat man auch eher mit wunden Stellen im Mund zu tun, und zu Pilzerkrankungen oder Mundgeruch kommt es ebenfalls leichter. Man kann sich am besten mit Zitronenbonbons helfen, den Zähnen zuliebe sollten sie zuckerfrei sein. Denn Saures regt den Speichelfluss an. Die Alternative ist Kaugummi, und wenn Mundtrockenheit quälend wird, gibt es auch Kunstspeichel aus der Apotheke, eine Art Feuchtigkeitsgel. Übrigens hat auch Karies es leichter, wenn weniger Speichel da ist. Die Empfehlungen zur Mundhygiene, die wir schon mit 30 kannten (und nicht immer mochten) gelten jetzt also noch mal mehr. Es ist Zeit, Zahnseide, Zahnzwischenraumbürstchen und professionelle Zahnreinigung ins Leben zu lassen.

Und die **Augen**? Auch die können empfindlich trocken werden, weil die Meibom-Drüsen auf sich verändernde Östrogenwerte reagieren. Das sind Drüsen am Rand der Augenlider, die ein öliges Sekret absondern und damit verhindern, dass die Tränenflüssigkeit zu schnell verdunstet. Das ist viel häufiger die Ursache trockener Augen als ein ursprünglicher Mangel an Tränenflüssigkeit – aber auch davon wird weniger produziert, wenn weniger Östrogen im Spiel ist. Allerdings kommt es auch vor, dass das Auge genau dann austrocknet, wenn man Hormone nimmt. Denn bei Gestagenen ist es umgekehrt, sie drosseln die Produktion von Tränenflüssigkeit.

Zur Therapie des trockenen Auges gibt es künstliche Tränen in allen Varianten, also Augentropfen, die allein durch ihre Beschaffenheit Erleichterung bringen. Je ausgeprägter die Beschwerden, desto zähflüssiger sollte das Produkt sein, es gibt auch gelartige Zubereitungen. Außerdem sind Tränenersatzmittel mit Lipidzusatz auf dem Markt, nicht nur als Tropfen, sondern auch als Spray, das man auf die geschlossenen Augen sprüht. Die Lipide wandern über die Lidränder nach und nach ins Auge und in den Lipidfilm. Was man auch versuchen kann: Die Meibom-Drüsen massieren, indem man sanft den unteren Lidrand Richtung Nase ausstreicht. Gegebenenfalls vorher für ein paar Minuten warme Wattepads, eine heiße Kompresse oder eine spezielle Wärmebrille auf die Augen legen: Alles Fettige und Ölige verteilt sich leichter, wenn es wärmer ist, auch die Lipide aus den Meibom-Drüsen.

Und was kann man sonst noch tun? Computer- bzw. Handypausen sind wichtig. Denn am Bildschirm blinzelt man seltener, so dass sich die Tränenflüssigkeit schlechter verteilt. Zudem ist geheizte Büroluft trockener als die frische draußen, was die Verdunstung der Tränenflüssigkeit beschleunigt. Und wer ständig die Augen zusammenkneift, um besser lesen zu können, reizt seine Augen – eine neue Brille ist dann wirklich besser. Übrigens: Auch Medikamente können trockene Augen begünstigen, etwa Blutdruckmittel, Antidepressiva und Chemotherapeutika.

Wechseljahre – so ist es bei mir

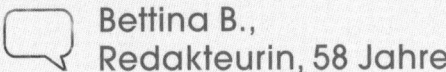 Bettina B.,
Redakteurin, 58 Jahre

»Ich bin viel genussfreudiger geworden.«

Die Wechseljahre sind eigentlich durch meine Freundin I. in mein Leben gekommen. Sie, die immer gut gelaunt war, hatte plötzlich massiv mit Stimmungsschwankungen zu kämpfen, brach in der Kneipe aus dem Nichts in Tränen aus. Das hat mich echt verstört, und ich hoffte, dass es mir erspart bleiben würde. Bis zu I.s Veränderung hatte ich das Thema einfach ignoriert. Ich war 51, und mein Zyklus lief wie ein Uhrwerk, es war absolut alles wie immer.

Dann hörte die Regelblutung ohne irgendeine Vorwarnung auf, und die Hitze kam. Das war immer wieder sehr unangenehm, vor allem, wenn ich beim Chef stand, um irgendwas zu diskutieren, und es aus dem Nichts wieder so weit war: Die Wärme zog von unten rauf und sammelte sich in meinem Gesicht. Ich hab dann immer nur gehofft, dass ich nicht allzu rot werde und dass das, was sich wie Schweißperlen auf der Stirn anfühlt, nicht zu sehen ist. Einen Spruch habe ich aber nie kassiert, auch nicht in Situationen außerhalb des Berufslebens. Mein Verdacht ist, dass man eben nichts sieht, oder jedenfalls viel, viel weniger als die Betroffene denkt. Nur leider verstärkt ja die Angst, knallrot zu werden, den Stress und damit die Hitzewallung nur noch.

Dagegen unternommen habe ich aber nichts, wie gesagt, Tränen in der Kneipe hätte ich viel schlimmer gefunden. Und nach und nach hat die Bedeutung, die diese Hitzewallungen für mich hatten, auch nachgelassen. Ich habe sie als gegeben hingenommen und tue es bis heute. Ich ziehe einfach meinen Pulli aus. Das wäre sicher was anderes, wenn ich einen Job hätte, in dem ich dauernd repräsentieren muss oder so.

Allerdings hatte ich auch bald ein anderes, schwerwiegenderes Thema. Denn einige Monate nachdem meine Regel für eine einzige Blutung zurückgekehrt war, bekam ich eine Brustkrebsdiagnose. Ich, die ich so eine Rossnatur war, immer gesund! Das war ein schwerer Schlag für mich, und eine große Hilflosigkeit kam auf. Es folgten Operation und Bestrahlung, und die Erkenntnis, dass mein Tumor auf Hormone reagiert. Damit war klar, dass ich für fünf Jahre ein Medikament nehmen muss, das auch die kleinen Mengen Östrogen, die noch nach der letzten Regel im Körper produziert werden, gar nicht erst entstehen lässt – einen so genannten Aromatasehemmer. Aber das hat bei mir nicht viel geändert, offenbar war mein eigenes Östrogen schon sehr niedrig: Auch mit dem Mittel hatte ich mal einige Wochen lang alle paar Tage so einen Hitzeanflug, dann wieder drei Monate lang gar nichts. Dafür bin ich dankbar, denn mit meinem Brustkrebs käme eine Hormonersatztherapie – also Östrogen – natürlich einfach nicht mehr infrage.

Ich habe seit ganz Kurzem einen neuen Freund und merke schon deutlich, dass ich nicht mehr so im Saft stehe wie früher. Das würde ich sagen, ist das Einzige, was nach der Brustkrebsbehandlung noch dazugekommen ist. Man kann sich schon ganz gut mit Gleitmitteln behelfen, finde ich, trotzdem ist es nicht schön. Aber selbst wenn ich es könnte, würde ich dagegen keine Hormone schlucken. Das ist einfach nicht meins, mein Leben lang habe ich kaum mal eine Kopfschmerztablette genommen. Jetzt ist das allerdings leider ganz anders: Neben dem Aromatasehemmer (mit dem Wirkstoff Letrozol) nehme ich

drei Mittel gegen dessen Nebenwirkung Osteoporose: Aledron-
säure, Kalzium und Vitamin D. Und das fällt mir wirklich schwer,
auch wegen der Taubheitsgefühle, die ich in den Fingern und
Zehen habe, seit ich das Letrozol nehme. Aber es muss sein,
genau wie die anderen Mittel. Das Risiko, mir in einigen Jahren
die Knochen zu brechen, ist mir einfach zu groß. Daran hängt
schließlich die Mobilität und am Ende das selbstbestimmte Leben.

Ich würde schon sagen, dass ich mich sehr verändert habe in
meinen Wechseljahren. Ich bin viel genussfreudiger geworden,
und vor allem nehme ich die Arbeit nicht mehr so ernst. Außerdem ernähre ich mich besser, dazu hatte mir meine Osteopa-
thin geraten, um die Taubheitsgefühle in den Griff zu bekommen. Das hat zwar dafür nichts gebracht, aber ich esse nach
wie vor keinen Zucker, kein Weißmehl und keine Milchprodukte
und fühle mich damit super, auch weil ich schlanker bin als die
letzten Jahre. Das Rauchen hatte ich schon mit Ende 30 sein gelassen. Yoga mache ich auch, und ich fahre ganz viel Fahrrad.
   Tja, wahrscheinlich ist dieser echt gesunde Lebensstil eine Reaktion auf die Erkenntnis, wie endlich meine Zeit auf dieser Erde
ist. Das ist mir natürlich vor allem mit dem Krebs bewusst geworden, aber auch das Ende der Fruchtbarkeit und das Älterwerden als solches haben da eine Rolle gespielt. Nur finde ich halt
wirklich, dass es jetzt insgesamt alles viel besser ist als vorher. Da
ist es schon irgendwie erstaunlich, dass ich trotzdem nicht gern
über das Thema Wechseljahre rede, auch nicht mit Freundinnen. Weil man es so sehr mit dem Alter in Verbindung bringt.
Und das Gefühl, das dann bei mir aufkommt, ist Scham. Das ist
mir einfach unangenehm, auch wenn ich vom Verstand her natürlich weiß, dass wir alle älter werden, ob mit oder ohne Hitze.

Oft nicht zu spüren, aber wichtig

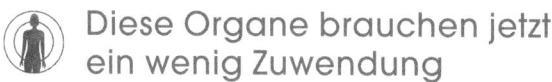 Diese Organe brauchen jetzt
ein wenig Zuwendung

The squeaking wheel gets the most oil – das quietschende Rad bekommt das meiste Öl, das hat meine Mutter immer gesagt und dabei sicherlich an ihre englische Verwandtschaft gedacht. Eine Weisheit, die auf vieles in der Familie zutrifft, ganz bestimmt aber auch auf die Gesundheit mittelalter Frauen. Denn während wir uns um Hitzewallungen und Gelenkschmerzen kümmern, weil sie uns das Leben schwer machen, gibt es ein paar Organe und Strukturen, die sich ganz wenig bis gar nicht beklagen, obwohl es ihnen vielleicht schon längst nicht mehr so richtig gut geht ... deren Wohlergehen aber dafür wichtig ist, dass wir gesund alt werden. Mir war auch sehr lange nicht klar, wie wichtig, und was diese Organe alles Tolles tun, wenn man sich ein wenig um sie kümmert. In diesem Kapitel möchte ich sie Ihnen darum kurz vorstellen.

1. Die Muskeln

Frauen und Muskeln – das ist keine Liebesgeschichte. Lange hatten wir regelrecht Angst, zu viele davon zu bekommen: Wenn man vor allem dünn sein will wie viele von uns in den 80er, 90er Jahren, stören Muskelpakete. Heute sollen Oberarme nicht mehr nur schlank, sondern am besten auch strukturiert sein. Doch man wird den Muskeln keinesfalls gerecht, wenn man sie auf ihre Ästhetik reduziert. Seit dem Beginn des neuen Jahrtausends hat sich der Blick auf die Muskulatur komplett verändert. Muskeln sind unsere vielleicht wichtigsten Verbündeten im Bemühen um Gesundheit, und wir sollten jeden Tag nett zu ihnen sein. Das gilt schon mit etwa 30, denn ab diesem Alter reduziert sich die Muskelmasse, ohne dass man das Geringste davon spürt. So ungefähr 0,3 bis 1,3 Prozent davon werden dann Jahr für Jahr in Fettgewebe umgebaut. Das ist ein wichtiger Grund dafür, warum Stürze bei älteren Menschen so oft zu Brüchen führen. Denn ohne Muskeln können wir uns im Fall der Fälle eben nicht gut auffangen. Es lohnt sich darum wirklich sehr, mal über die Muskeln nachzudenken und sich ihnen bewusst zuzuwenden. Hier die wichtigsten Erkenntnisse:

Muskeln überreden Organe, die dollsten Dinge zu tun

Muskeln wandeln Nervensignale in Kontraktionen um – mehr traute man ihnen lange nicht zu. Das änderte sich, als zu Beginn des neuen Jahrtausends die Ärztin und Professorin Bente Klarlund Pedersen von der Universität Kopenhagen die sogenannten Myokine entdeckte (hergeleitet von den griechischen Wörtern für »Muskel« und »Bewegung«). Das sind eiweißähnliche Moleküle, die die Muskeln produzieren und die als Botenstoffe bzw. Hormone funktionieren. Sie werden in die Blutbahn geschickt und können im ganzen Körper wirken. Die Muskulatur ist also keine passive Struktur. Nein, sie ist ein Organ, das wie eine Drüse Botenstoffe aussendet, die wiederum andere Organe dazu überreden, Dinge zu tun, die sie sonst nie täten.

Da wäre zum Beispiel Interleukin 6, das erste und bis heute wohl am besten untersuchte Myokin: Es veranlasst die Zellen dazu, ankommende Fettsäuren aus der Nahrung nicht zu speichern, sondern zu verbrennen. Es macht sie empfindlich für das Hormon Insulin, das Zucker aus der Blutbahn in die Zellen schleust, wo er verbraucht werden kann. Und die Überredungskünste beschränken sich nicht auf den Stoffwechsel; Interleukin 6 bringt etwa die Leber dazu, mehr Abwehrstoffe zu produzieren. Bald schätzte man die Zahl der Myokine auf rund 400, dann vermutete man 600, inzwischen könnten es auch ein paar Tausend sein. Doch für alle gilt: Die Muskeln produzieren sie nur, wenn sie bewegt werden.

Zu wenig Muskeln machen krank

Die großen Volkskrankheiten sind vor allem Stoffwechselerkrankungen, insbesondere gilt das für den Typ-2-Diabetes. Man kann diese Stoffwechselstörung aber auch als etwas ganz anderes betrachten: als Muskelschwunderkrankung. Denn wer genug Muskeln hat, um den Zucker im Blut zu verbrennen, bekommt keinen Diabetes. Muskeln sind die größten Verwerter von Energie im Körper und damit hauptverantwortlich dafür, wie viel davon wir benötigen. Selbst auf dem Sofa verbrauchen die Muskeln im Schnitt 30-mal mehr Energie als das Fettgewebe. Denn die Eiweißstrukturen müssen warm gehalten und gegebenenfalls repariert werden. Es ist darum vollkommen überholt, beim Sport nur auf die verbrannten Kalorien zu gucken. Was wirklich zählt, ist der Aufbau bzw. der Erhalt von Muskelmasse. Es spricht viel dafür, dass das therapeutische Potenzial von Muskulatur noch immer total unterschätzt wird.

Muskeln sind der größte Stoffwechselaktivator

Dass Muskeln so wichtig für den Energieverbrauch sind, hat aber auch mit den Mitochondrien zu tun – den Minikraftwerken in den Zellen, die vor Ort die verbrauchsfertige Energie zur Verfügung stellen. Vor allem durch Bewegung bei vergleichsweise niedriger Intensität (»aerobes Training«) steigt deren Anzahl in den Muskelzellen fast auf das Doppelte an, so dass permanent deutlich mehr Energie umgesetzt wird. Spazieren gehen, Walking und lockeres Radfahren sorgen also nicht nur für mehr Ausdauer, sondern auch für einen höheren Grundumsatz. Aber die Mitochondrien sind nur ein Grund, warum Muskeln oft als »größter Stoffwechselaktivator« bezeichnet werden. Schon früh am Morgen zum Beispiel, beim Recken und Strecken im Bett, kurbeln die Muskeln unser gesamtes System an. Wenn wir uns räkeln, üben sie einen mechanischen Reiz auf die Lymphknoten und -bahnen aus, so dass die Lymphe darin in Bewegung kommt und der nächtliche Müll des Körpers effektiv abtransportiert wird. Muskeln halten uns lebendig.

Muskeln haben Bedürfnisse

Muskeln gehen drauf, wenn man zu wenig isst. In einer Mangelsituation baut der Körper die großen Energiefresser als Allererstes ab. Mit dem Effekt, dass der Grundumsatz sinkt und man nach der Diät umso leichter zunimmt – der bekannte Jo-Jo-Effekt. Darum ist es so wichtig, die Muskeln mit ausreichend Futter zu versorgen. Ihre Lieblingsspeise sind Proteine bzw. deren Bestandteile, die Aminosäuren, aus denen sie sich zusammensetzen.

Damit es ihnen richtig gut geht, brauchen sie aber noch etwas mehr Zuwendung. Entspannung zum Beispiel: Sind wir im Stress, sorgt die leichte Anspannung in den Muskeln für eine schlechtere Versorgung der Eiweißstrukturen mit allen Nährstoffen, und das ganze System läuft weniger rund, als es könnte. Das Wichtigste ist aber, die Muskeln zu gebrauchen. Und zwar möglichst intensiv, denn unsere Bewegungen im Alltag beanspruchen nur einen Teil von ihnen, die sogenannten roten Muskelfasern.

Um auch die weißen Fasern, die für Muskelaufbau und Kraftentfaltung zuständig sind, zu trainieren, muss man mindestens 40 Prozent der maximalen Leistungsfähigkeit eines Muskels abrufen. Das geht nicht beim Joggen, so die Experten, auch wenn mir mein Muskelkater nach längerer Laufpause etwas anderes sagt, denn Muskelkater heißt: Die Muskeln wachsen. Ins Fitnessstudio muss jedenfalls keiner gehen. Sie können zu Hause ganz ohne Geräte trainieren, etwa mit Kniebeugen oder Liegestützen – das heißt heute »Bodyweight-Training«, zu dem es zahlreiche Bücher sowie Anleitungsvideos im Netz gibt (siehe S. 158 ff., »Ich werde immer dicker«). Oder Sie sehen mal, was der Turnverein ums Eck anbietet.

Muskeln sind die Apotheke des Körpers

Auch wenn man längst noch nicht alle Myokine kennt: Es ist jetzt schon klar, dass wir mit den Muskeln eine Apotheke im Körper tragen, die uns mit gesundheitsförderlichen Substanzen versorgt – immer vorausgesetzt, wir bewegen uns. Eine vor einigen Jahren erschienene Übersichtsarbeit nennt ein paar bis dahin untersuchte Myokine und ihre Effekte: Irisin zum Beispiel kann (böses) weißes Fett in (gutes) braunes Fett umwandeln, das gespeicherte Energie direkt zu Wärme verbrennen und abgeben kann, so dass mehr Kalorien verbraucht werden.

Auch Meteorin-like 1 kann Fettgewebe bräunen, wie man inzwischen weiß. Myonectin verbessert die Aufnahme von Fettsäuren in die Leber, Musclin steigert die Bildung von Mitochondrien. Aber es geht nicht nur um den Stoffwechsel: Ein Myokin namens SPARC reduziert Vorstufen von Darmkrebs auf der Darmschleimhaut, und auch einer Demenz könnten Myokine vorbeugen. Solche Stoffe als Arznei, das wäre eine Art Sport per Spritze. Sie zu schlucken macht nämlich keinen Sinn, sie gehen schon in der Magensäure kaputt. Die Substanzen sind zudem schlecht löslich und nur kurz wirksam – und das sind noch nicht alle Herausforderungen bei der Arzneientwicklung. Bis auf Weiteres müssen wir uns also bewegen, um von Myokinen zu profitieren.

2. Die Knochen

Vor ein paar Jahren ist meine Mutter, damals Ende 70, eines Morgens im Winter an den Stufen vor der Haustür abgeglitten. Sie ist nur von einer auf die darunter gerutscht, keine große Sache und schon gar kein Sturz. Trotzdem war das vermutlich der Moment, in dem ihre Wirbel brachen. Oder es ist ganz ohne Anlass passiert, auch das kommt ziemlich häufig vor. Aber nach dem Vorfall auf der leicht vereisten Treppe hatte sie zunehmend Rückenschmerzen, konnte nicht mehr lange stehen und hielt sich weiter vornübergebeugt. Jetzt muss sie einiges dafür tun, um schmerzfrei durch den Tag zu kommen.

Die Diagnose kam viele Wochen später per Röntgen: Mehrere Wirbelkörper sind ineinander gesunken – verursacht durch Osteoporose. Bei dieser Krankheit ist die Dichte der Knochen unter einen festgelegten Wert abgesunken. Man kann sich das Innere eines Knochens wie einen Schwamm vorstellen, und bei Osteoporose sind die einzelnen Bläschen viel größer als in einem gesunden Knochen. Die Wände der Bläschen bestehen aus harten Kalziumverbindungen, die in einem Netz aus elastischen Kollagenfasern sitzen. Zu Kalzium komme ich noch ausführlicher ab S. 204.

Osteoporose ist eine wahre Volkskrankheit, die auf Deutsch auch sehr hässlich »Knochenschwund« genannt wird. Und Frauen sind viel, viel häufiger betroffen als Männer. Vor allem in den Jahren direkt nach der letzten Blutung fällt die Knochendichte massiv ab, weil der schützende Einfluss von Östrogen fehlt. Das Hormon hält Knochenabbau und -aufbau, beides läuft ein Leben lang im Gleichgewicht. Bei Männern schützt Testosteron die Knochen, und das bleibt ihnen bekanntlich länger erhalten als uns Frauen das Östrogen.

Die Sache ist allerdings: Von Osteoporose spürt man nichts, absolut gar nichts. Sie hat darum erst mal keinerlei Krankheitswert, sondern ist vor allem eines: ein Risiko, und zwar für Brüche. Das ist das Tückische. Denn ist der Bruch erst mal da, wird es oft ganz schwierig.

Darum ist es so ungeheuer wichtig, Brüche zu vermeiden, und das heißt vor allen Dingen: Stürze zu vermeiden. Stürze sind – neben Depressionen und Rückenschmerzen – für Frauen der wichtigste Lebensqualitätskiller, denn sie sorgen für die meisten »Years lived with disability«, so die Global Burden of Disease Study bzw. deren Auswertung für Deutschland von 2014. Es ist herzzerreißend zu sehen, wie alte Menschen nicht mehr aus dem Krankenhaus nach Hause können, wenn sie erst mal gestürzt sind und sich etwas gebrochen haben. Weil sie sich nicht selbst versorgen können, und der ebenfalls alte Partner oder die Partnerin es körperlich auch nicht mehr schafft, dem hochbetagten Patienten oder der Patientin zur Toilette zu helfen. In der Klinik bauen sie nur noch weiter ab, weil ihnen die Routinen fehlen und sie sich überhaupt nicht mehr bewegen. Darum sind die Knochen aus meiner Sicht ein dramatisch unterschätzter Körperteil, schon erst recht, da wir immer älter werden. Sie sind nicht das passive Gerüst, das uns aufrecht hält, sondern ein lebendiges Organ, das auf Reize reagiert und in ständiger Veränderung ist. Völlig zu Unrecht werden sie von vielen von uns bis ins hohe Alter ignoriert, bis sie mürbe sind wie Luftschokolade. Dabei kann man so viel erreichen, man muss nur mal kapiert haben, dass sich das lohnt. Es ist wie bei einem Sparplan: Man zahlt über einen laaaangen Zeitraum hinweg ein bisschen was ein, um am Ende die Prämie zu kriegen.

Meine Mutter, übrigens auch Apothekerin, hat mich recht bald nach dem Stufenvorfall angerufen: Alles deute darauf hin, dass ich in Sachen Knochen keine guten Gene mitbekommen habe. Wenn ich mich richtig erinnere, sagte sie »beschissenes Erbgut von beiden Seiten« – aus dem Mund meiner Mutter ein Kraftausdruck. Schließlich war auch meine Oma väterlicherseits um viele Zentimeter geschrumpft im Alter, vermutlich durch Wirbelbrüche. Darum könne sie mir nur raten, Hormone zu nehmen, wenn es bei mir so weit sei mit den Wechseljahren.

Ein gut gemeinter Rat, schließlich gibt es keinen Zweifel daran, dass Östrogene die Knochendichte erhalten und sogar erhöhen. Das ist wirklich ganz und gar unumstritten, und schon die WHI-Studie hat deutlich gezeigt, dass es unter Hormonen zu weniger Brüchen kommt (siehe S. 65). Der schützende Effekt tritt schnell ein. Selbst wenn man nicht mal ein ganzes Jahr Hormone nimmt, ist er bereits messbar und scheint auch nach dem Ende der Behandlung nicht sofort zu vergehen. Trotzdem gelten Hormone nicht mehr als Mittel der ersten Wahl bei Osteoporose, eben weil man heute so viel mehr über die Risiken weiß (siehe S. 66). Genau das hat sich verändert von der Generation meiner Mutter zu meiner. Ich bin da nicht so schnell, oder zumindest sage ich das jetzt noch, vor meiner ersten Hitzewallung. Tatsache ist: Es gibt ein paar Dinge, die dem Knochen guttun, und mit denen man sich womöglich viel Ärger ersparen kann, ohne Hormone. Und das sind Sport, Vitamin D und Kalzium.

Kalzium

Als Erstes habe ich mir darum ein Nahrungsergänzungsmittel für die Knochen gekauft, eben mit Kalzium und Vitamin D. Weil das so einfach ist. Das habe ich dann erst mal genommen, und bis jetzt kaufe ich hin und wieder so ein Mittel. Aber wie man inzwischen weiß, sind solche Präparate auch nicht vollkommen unproblematisch. Sie können Verstopfung und Nierensteine auslösen, außerdem zeigte eine Übersichtsarbeit aus dem Jahr 2010, dass

Kalziumpräparate das Risiko für einen Herzinfarkt um 30 Prozent erhöhen. Das gilt der Studie zufolge zwar nur für diejenigen, die schon mit der Nahrung 800 Milligramm zu sich nehmen, hat mich aber nicht gerade ermutigt. Mal abgesehen davon weiß man ja, dass Vitamine und Mineralstoffe aus Lebensmitteln dem Körper durch ihre Begleitstoffe einfach besser zur Verfügung stehen als wenn dieselben Substanzen zu Tabletten verpresst wurden, was auch niemanden überraschen dürfte. Es ist darum wirklich viel sinnvoller, sich kalziumreich zu ernähren und das Mineral mehrmals am Tag in kleinen Portionen zu sich zu nehmen. Kurz gesagt enthalten Milchprodukte (auch die fettarmen) und grünes Gemüse viel Kalzium, und ein Trick ist, tatsächlich Mineralwasser statt Leitungswasser zu trinken und dabei auf den Kalziumgehalt zu achten: Manche enthalten über 600 Milligramm pro Liter, andere weit unter 100. Der Osteoporose Selbsthilfegruppen Dachverband hat eine ausführliche Tabelle mit den einzelnen Sorten ins Netz gestellt, unter https://www.osd-ev.org/.

Frauen über 50 sollen laut Deutscher Gesellschaft für Ernährung (DGE) mindestens 1000 Milligramm Kalzium täglich zu sich nehmen, manchmal ist auch von 1200 oder 1500 Milligramm die Rede. Da kann man mit zwei Flaschen Wasser schon sehr viel erreichen. Sie haben keine Ahnung, wie viel Kalzium Sie abbekommen? Auf der Seite gesundheitsinformation.de gibt es einen Kalziumrechner: Dort geben Sie ein, wie oft Sie bestimmte Lebensmittel am Tag oder über den Monat hinweg so essen, und er sagt Ihnen, wo Sie ungefähr stehen (im Schnitt essen Frauen übrigens 738 Milligramm pro Tag). Auch gut und oft vergessen sind Nüsse und Kerne, 100 Gramm Haselnüsse zum Beispiel liefern rund 150 Milligramm Kalzium. Paranüsse sind ebenfalls hilfreich (130 Milligramm) oder Mandeln (250 Milligramm). Und

Parmesan, in 100 Gramm steckt mehr als ein Gramm Kalzium! Davon nehme ich jetzt immer reichlich. Erfreulicherweise habe ich immerhin in meiner Studentenzeit alles richtig gemacht. Denn ich weiß nicht, wie oft ich mir in meiner winzigen Küche Brokkoli mit Käse überbacken habe. Und in jungen Jahren baut man Knochendichte auf, das dürfte gut geklappt haben.

Übrigens: Immer wieder heißt es, Quark sei ein Sonderfall, denn er enthält zwar viel Kalzium, aber auch viel Phosphat. Und Phosphat ist ein so genannter Kalziumräuber: Wenn viel davon vor Ort ist, wird nicht nur mehr Kalzium aus dem Knochen abgebaut, auch die Aufnahme aus dem Darm ist schlechter. Aber wenn man in die Nährwerttabellen guckt (zum Beispiel unter www.netzwerk-osteoporose.de) ist es keineswegs so, dass der Phosphatgehalt von Quark wahnsinnig aus dem Rahmen fällt. Hinzu kommt: In solchen Tabellen stehen für gewöhnlich fast keine Fertiggerichte. Dabei sind Lebensmittel aus der Fabrik wie Schmelzkäse, Cola und allgemein Fertiggerichte und Wurst das eigentliche Phosphatproblem. Wer selber kocht, braucht sich hier erst mal keine Sorgen zu machen.

Vitamin D

Vitamin D, meist als Vitamin D3 oder »Cholecalciferol« in Tabletten, möchte ich auch nicht auf Dauer auf eigene Faust nehmen. Obwohl es die Aufnahme von Kalzium aus dem Magen-Darm-Trakt fördert und dabei hilft, das Mineral in die Knochen einzubauen. Die knochenhärtende Wirkung von Vitamin D ist ganz und gar unumstritten, anders als viele der positiven Effekte, mit denen es in den letzten Jahren in Verbindung gebracht wurde, und denen es einen gewissen Kultstatus unter den Vitaminen verdankt: Es soll so ungefähr vor allem schützen, von Erkältungen über Depressionen bis Krebs, sogar vor schweren Covid-19-Verläufen.

Aber es ist ein fettlösliches Vitamin, also eines, das sich im Körper anreichern kann. Darum soll man es zumindest in höherer Dosis (50 oder 100 Mikrogramm) nicht auf Dauer und täglich auf eigene Faust nehmen, so das Bundesinstitut für Risikobewertung. Vitamin D ist übrigens eigentlich kein Vitamin, denn Vitamine kann der Körper qua Definition selbst nicht herstellen. Das ist beim »D« anders. Es wird vor allem in der Haut gebildet, und zwar unter dem Einfluss von UV-Strahlen, also Sonnenlicht. An einem Strandtag zum Beispiel wird reichlich davon produziert und in den Muskeln, im Fettgewebe und in der Leber gespeichert. Aus diesem Depot zehren wir dann im Winter, wenn die Sonne schwach ist und wir wenig Haut zeigen oder gleich gar nicht rausgehen. Aber für viele reicht das körpereigene Depot nicht bis zum Frühling. Ein Problem, denn um die von der DGE empfohlenen täglich 20 Mikrogramm mit Lebensmitteln zu sich zu nehmen, müsste man Tag für Tag für Tag ungefähr eine Tonne Hering, Eier und Pfifferlinge essen. Das ist für mich keine Option.

Ob bei Ihnen genug Vitamin D da ist, kann nur ein Bluttest klären, gemessen wird dann das 25-Hydroxyvitamin-D. Aber die Wahrscheinlichkeit, dass Sie nicht optimal versorgt sind, ist vergleichsweise hoch. Laut DGE »erreichen fast 60 Prozent der Bundesbürger die wünschenswerte Blutkonzentration des Markers 25-Hydroxyvitamin-D von 50 Nanomol pro Liter nicht«. Ein großer Teil der Bevölkerung, so die Fachgesellschaft, schöpft also das präventive Potenzial von Vitamin D für die Knochengesundheit nicht aus. Im Fall der Fälle kann Ihnen Ihr Arzt oder Ihre Ärztin ein hoch dosiertes Präparat (mit 500 Mikrogramm, das entspricht 20 000 IE, also Internationalen Einheiten) verschreiben, das man nur einmal wöchentlich nimmt. Das ist dann etwas ganz anderes als die rezeptfreien Mittel, die eher so 1 000 bis 2 000 IE (25 bzw. 50 Mikrogramm) enthalten. Und übrigens: Niemand muss sich einen Sonnenbrand einhandeln im Dienste der Vitamin-D-Versorgung. Fünf bis 25 Minuten pro Tag im Licht genügen, auch wenn nur das Gesicht, die Hände und größere Teilen von Armen und Beinen unbedeckt sind.

Was ist mit Sport?

Der ist sehr, sehr wichtig und klar, an der frischen Luft ist er noch mal knochenwirksamer, siehe oben. Welche Sportart dabei am meisten bringt, weiß man erst seit Kurzem – 2020 erschien eine viel beachtete Arbeit, für die Forscher*innen von der Universität Erlangen-Nürnberg die Ergebnisse von 75 Studien auswerteten. Am besten für die Wirbelsäule scheint demnach eine Kombination aus Ausdauer- und Kraftsport mit einem (leichten) Sprungtraining zu sein. Der Oberschenkelhals profitierte am ehesten von einem reinen Krafttraining. Auch Tai Chi hatte einen positiven Effekt.

Wichtig ist jeweils die Belastung des Knochens – auf sie reagiert er mit einem Aufbauprogramm. Weil der Körper beim Joggen, Walken oder Treppensteigen sein eigenes Gewicht tragen muss, setzt auch dies einen gewissen Aufbaureiz. Nicht so gut: Tennis oder Skifahren, weil verletzungsträchtig, und in meinen Augen auch alle Kontaktsportarten wie Basketball oder Hockey, genau aus diesem Grund. Aber ich will mich hier eigentlich gar nicht so sehr über Sportarten auslassen. Denn ich finde, dass mittelalte Frauen vor allem den Sport machen sollten, der ihnen Spaß bringt. Weil sie dann insgesamt mehr davon machen. Die Zeit, in der man die Sportart mit der Physiotherapeutin auswählt, kommt erst noch.

Gibt es auch Medikamente gegen Osteoporose?

Ja, neben den Hormonen – die heute vor allem dann zum Einsatz kommen, wenn man die anderen Mittel nicht verträgt oder nicht nehmen kann – sind das in erster Linie die so genannten

Bisphosphonate, die bekannteste Substanz ist Alendronsäure. Bisphosphonate hemmen die knochenabbauenden Zellen, verbessern dadurch die Knochenstruktur und verhindern nachweislich Brüche. Vor allem in den ersten zwölf Monaten der Einnahme nimmt die Knochendichte kontinuierlich zu, weil die Knochenlücken mit neuem Gewebe regelrecht aufgefüllt werden. Man weiß inzwischen, dass es nicht mehr bringt, jeden Tag 10 Milligramm Alendronsäure zu nehmen als einmal in der Woche 70, und dass der Effekt nach etwa fünf Jahren weitgehend ausgeschöpft ist.

Diese Tablette schluckt man aber nicht nebenbei. Die Redakteurin Bettina B., die von ihren Wechseljahren ab S. 194 erzählt, nimmt Alendronsäure immer donnerstags, und dieser Tag steht ihr jede Woche aufs Neue bevor. Denn weil Bisphosphonate schlecht vom Körper aufgenommen werden, muss man sie unbedingt nüchtern nehmen, am besten morgens, mindestens eine halbe Stunde vor dem Frühstück, mit einem großen Glas Wasser. Weil sie Entzündungen in der Speiseröhre hervorrufen können, soll man sich nach dem Schlucken erst mal nicht hinlegen, damit die Tablette in den Magen durchrutscht. Bettina stellt sich darum immer donnerstags den Wecker ganz früh, damit sie vor dem Frühstück noch die Zeit für die Tablette hat, bevor es dann zur Arbeit geht. Alles in allem ganz schön mühsam, und zum Zahnarzt muss man auch, bevor man das Mittel überhaupt nimmt, denn es kann in seltenen Fällen den Kieferknochen angreifen, ihn praktisch zerstören. Darum muss das Gebiss tipptopp in Ordnung sein, bevor man damit anfängt – alles, was sich entzünden könnte, ist ein Risiko. Und darum haben nicht nur Patient*innen, sondern auch Zahnärzt*innen großen Respekt davor.

Andererseits haben Bisphosphonate auch sehr wünschenswerte Nebenwirkungen – das hat sich nur noch kaum herumgesprochen. 2018 zeigte die so genannte Reid-Studie (nach dem Verfasser) aus Neuseeland mit 2 000 Frauen, dass sie das Risiko für

Herzinfarkte und Krebs deutlich verringern, immerhin sind das die ganz großen Gesundheitsthemen. Davor ganz nebenbei zu schützen ist natürlich eine super Sache. Und Kiefernekrosen sind SEHR selten. Man muss also wirklich den Nutzen und die Risiken ins Verhältnis zueinander setzen. Zumal die anderen zur Verfügung stehenden Wirkstoffe auch nicht ohne sind. Die so genannten **SERMS** oder **selektiven Östrogenrezeptor-Modulatoren**, zu denen etwa der Wirkstoff Raloxifen gehört, wirken an einigen Östrogenrezeptoren wie Östrogene, darunter an denen im Knochen, und genau das will man. Die Rezeptoren an Brust und Gebärmutter dagegen blockieren sie einfach und haben darum dort antiöstrogene Effekte. Nachteil für alle Frauen in den Wechseljahren: Mit SERMS können Hitzewallungen und Co. zurückkommen, und es gibt auch ein Thromboserisiko. Und die modernen Mittel, die Knochen mit sehr niedriger Dichte aktiv aufbauen, wie etwa der **Antikörper** Romosozumab oder ein **Bruchstück des Parathormons** (Teriparatid oder PTH 1-34), muss man spritzen, in Tablettenform würden sie schon in der Magensäure kaputt gehen. Mal abgesehen davon sind sie sehr teuer.

Behandelt wird übrigens in jedem Fall, nachdem ein Knochen gebrochen ist, aber natürlich will man die Frauen vorher erwischen. Und wie es um die Stabilität ihrer Knochen wirklich steht, weiß man erst nach einer Knochendichtemessung. Die wird in der Osteoporose-Leitlinie des Dachverbandes der Osteologen (DVO) für alle ab 50 Jahren empfohlen, wenn denn Risikofaktoren vorliegen. Die Leitlinie nennt über 40 davon, darunter Rauchen, Untergewicht, Diabetes, Kortisontherapie oder bestimmte Brüche bei den Eltern.

Die Ultrakurzfassung zur **medikamentösen Osteoporosetherapie** ist also: Da geht was, und zwar zuverlässig, aber jedes einzelne Wirkprinzip ist nicht ohne Nachteile. Darum, ganz ehrlich, finde ich Östradiol hier schon interessant: eine natürliche Substanz, die man sehr bequem anwenden kann und die hervorragend untersucht ist. Mich würde daher ein Mittel ansprechen, das hierzulande nicht auf dem Markt ist: Ein ultra-ultra-niedrig dosiertes Östradiolpflaster, wie es in den USA speziell zur Behandlung von Osteoporose zugelassen ist. Es setzt am Tag nur 14 Mikrogramm frei, bei Pflastern gegen Wechseljahresbeschwerden sind 25 Mikrogramm pro Tag schon wenig. Studien haben gezeigt, dass diese niedrige Dosis an der Gebärmutter nicht mehr macht als das Placebo, es ist also so wenig, dass frau keine Gestagenkomponente braucht.

Mal sehen, wie sich die Osteoporosetherapie bzw. -vorbeugung in den nächsten Jahren weiterentwickelt. Bisher hoffe ich einfach, dass ich drum herumkomme und meine Knochen mit Kalzium, Vitamin D und Sport dicht halten kann. Auf jeden Fall werde ich das Thema Knochendichtemessung mit meiner Hausärztin besprechen, wenn ich das nächste Mal zum Check-up gehe. Was mir nicht passieren wird, und Ihnen bitte auch nicht: die Knochen nicht beachten, bis es krrrk macht.

Das muss ich hier noch loswerden ...
zum Thema Vorbeugung von Knochenbrüchen

Versuchen Sie mal, einfach nur auf einem Bein zu stehen, 30 Sekunden lang. Hört sich leicht an, aber höchstwahrscheinlich geraten auch Sie dabei ins Wanken. Unser Gleichgewichtssinn ist schwach, weil wir uns weniger bewegen als unsere Vorfahren. Das hat lange niemanden so richtig interessiert, aber mittlerweile wird das Thema intensiver erforscht. Und es zeichnet sich nicht nur deutlich ab, dass Gleichgewichtstraining effektiv Stürze verhindert, also die Knochen schützt. Sondern auch, dass viele der positiven Effekte von Sport weder durch Kraft- noch durch Ausdauerzuwächse zustande kommen, sondern durch eine verbesserte Balance. Das Gute daran ist: Das Gleichgewicht lässt sich super trainieren, und zwar ganz nebenbei und ohne zu schwitzen.

Aber was ist der Gleichgewichtssinn überhaupt? Es heißt immer, er säße im Innenohr, aber das stimmt nur zum Teil. Richtig ist: Dort sitzt das so genannte Vestibular- oder Gleichgewichtsorgan. Darin befinden sich Sinneszellen, die nicht nur die Geschwindigkeit einer Bewegung blitzschnell erfassen und an das Gehirn melden, sondern auch jede Veränderung ihrer Richtung.

Damit wir unser Gleichgewicht halten können, müssen diese Informationen aber noch mit denen anderer Sinne abgeglichen werden: Die Augen zum Beispiel melden, wo es entlanggeht, der Tastsinn funkt rüber, ob sich die Bewegung auf einem holprigen oder glatten Untergrund abspielt. All diese Infos gibt das Gehirn im Bruchteil einer Sekunde an Muskeln und Gelenke weiter, die ein Wanken ausbalancieren und im Notfall den rettenden Schritt nach vorne machen.

Wer übt, auf einem Bein zu stehen, trainiert damit nicht die Funktion des Gleichgewichtsorgans, sondern die motorischen Kompetenzen, das Wanken auszugleichen. Mit enormen Effekten auf Kopf und Körper. Denn gerade weil Sinne UND Bewegungsapparat beteiligt sind, geht es beim Balancetraining immer auch darum, das Gehirn besser zu verschalten. Darum gelten Gleichgewichtsübungen auch als effektive Demenzprävention.

Offenbar verändert sich das Gehirn durch das Training, etwa der so genannte Hippocampus, in dem unter anderem unsere Erinnerungen entstehen: Bei Profitänzern beispielsweise und bei Leuten, die intensiv auf der Slackline trainieren, ist die graue Substanz dort anders verteilt (mehr im vorderen Teil, weniger im hinteren) als bei Vergleichspersonen, deren Gleichgewichtssinn nicht weiter gefordert ist. Dass es eine direkte Verbindung zwischen dem Gleichgewichtssinn und Hirnregionen wie dem Hippocampus geben könnte, spekulieren die Autoren einer Studie der Universität Hamburg von vor wenigen Jahren. Für die Untersuchung hatten gesunde 18- bis 65-Jährige ihr Gleichgewicht trainiert, und zwar zweimal wöchentlich 40 Minuten lang. Es zeigte sich, dass das im Verlauf von zwölf Wochen Gedächtnis und räumliche Orientierung verbesserte. Die Ausdauer der Probanden blieb dabei unbeeinflusst.

Dennoch profitiert auch die körperliche Fitness, sagen Experten: Die so genannte Schnellkraftfähigkeit verbessert sich, also das Vermögen, sich aufzufangen, wenn man gestolpert ist. Es steigert das Koordinationsvermögen zuverlässig, diese Reflexe zu schulen, auch im Alltag. Der Effekt ist umso größer, je weniger trainiert die Person ist. Und das bedeutet: Gerade wenn ältere Menschen Angst haben zu fallen und sich deshalb immer weniger bewegen und immer mehr Angst kriegen, ist der Gewinn an Lebensqualität groß.

Für uns mittelalte Menschen heißt es: Wer seine Balance trainiert, tut sehr viel dafür, möglichst lange genau so leben zu können, wie es einem am meisten Spaß macht. Das ist ein Fakt, der längst noch nicht bei jedem und jeder angekommen ist. Sonst gäbe es sicherlich Balance-Pads – das sind weiche Miniturnmatten – auch in hübsch und in jeder Farbe im Drogeriemarkt, denn wir alle würden uns grundsätzlich auf so einem Pad oder auf einem Wackelbrett die Zähne putzen. Das wäre nämlich eine sehr naheliegende Art, das Gleichgewicht regelmäßig zu trainieren (mehr Ideen siehe unten).

Auch beim Sport wären weiche Matten und Wackelbretter verbreiteter. Denn wenn ich eine tiefe Kniebeuge auf einem weichen Untergrund mache, werden auch die kleinen, gelenkstabilisierenden Muskeln und die ebenso stabilisierenden Reflexe mittrainiert, so dass sich nicht nur starke, sondern auch intelligente Muskeln bilden – genau die brauche ich, um mich im Falle eines Falls aufzufangen. Immerhin, in den Physiotherapiepraxen und Fitnessstudios sind Balance-Pads und Co. längst angekommen.

Mein Sohn hat dieselben Rücken- und Bauchübungen, die ich als Jugendliche auf einer Matte gemacht habe, gleich auf so einer riesigen, harten Schaumstoffrolle gelernt, auf der er sich dauernd ausbalancieren muss. So ein Ding haben wir inzwischen auch zu Hause, aber ein Plastikpad in mein Badezimmer zu lassen, dazu konnte ich mich noch nicht durchringen. Stattdessen habe ich mit Yoga angefangen, um meinen Gleichgewichtssinn zu pflegen. Das ist eine ziemlich ideale Sportart, um Osteoporose bzw. Knochenbrüchen vorzubeugen, finde ich, mit den vielen gehaltenen Posen, die vor allem Kraft und Gleichgewicht trainieren.

Meinen ersten Yogakurs hat meine Krankenkasse zum größten Teil bezahlt, als Präventionskurs. Das war super, denn mit intensiver Betreuung konnte ich lernen, worauf man achten muss, um sich nicht etwa zu schaden. Insofern war es für mich kein Problem, aufs Internet umzusteigen, als die Pandemie kam. Besonders mag ich »Yoga with Adriene«, das hatte die Tochter einer Freundin mal auf YouTube aufgetan, und gleich mehrere von uns 50-jährigen Frauen sind eingestiegen. Es ist einfach herzerfrischend, wie die junge Texanerin das macht. Wer es deutschsprachig mag, sollte mal nach Mady Morrison gucken, die finde ich auch klasse. Beide bieten auch vieles kostenlos an. Und schon 20 Minuten tun so gut! ♥

Und ... halten!

Drei Ideen, wie Sie Ihren Gleichgewichtssinn beiläufig und dabei effektiv trainieren:

1. **Stellen Sie sich auf ein Bein.** Der Einbeinstand ist die perfekte Gleichgewichtsübung. Es gilt: Je mehr Dinge Sie gleichzeitig tun, während Sie auf einem Bein stehen, desto besser überträgt sich der Trainingseffekt in die Alltagsbeweglichkeit. Es ist also effektiver, beim Zähneputzen auf einem Bein zu stehen, als einfach nur so. Andere sinnvolle Varianten dabei sind: von 300 rückwärts zählen, sich unterhalten, zum Beispiel am Telefon, oder kochen. Töpfe, die Sie aus dem Küchenschrank holen, fungieren dabei als kleine Gewichte, die den Gleichgewichtssinn zusätzlich fordern. Auch sehr effektiv: während der Balanceübungen abwechselnd zur Seite, nach unten und zur Decke schauen oder die Augen schließen. Wer den Trainingseffekt noch steigern will, führt die Übungen auf einem Balance-Pad aus. Wählen Sie immer die Herausforderung, die Sie gerade eben 30 Sekunden lang halten können.

2. **Nehmen Sie den holprigen Weg:** Gehen Sie möglichst oft über unebene Flächen, etwa über eine Wiese oder auf Kopfsteinpflaster. Schließen Sie dabei im Park mal für ein paar Meter die Augen.

3. **Bewegen Sie sich!** Jede körperliche Aktivität schult auch den Gleichgewichtssinn. Tanzen, Turnen, Yoga, Tai Chi, Slacklinen und Stand-up-Paddeling sind super dafür.

3. Die Blutgefäße

Diese drei kennen Sie sicherlich gut: Blutfette, Blutdruck, Blutzucker. Jeder einzelne Wert, wenn erhöht, ist ein eigenständiger Risikofaktor für Veränderungen an den Blutgefäßen, also für Arterienverkalkung oder Atherosklerose. Und damit ein Risiko dafür, dass lebenswichtige Organe plötzlich nicht mehr ausreichend durchblutet werden könnten – am Herzen bedeutet das einen Herzinfarkt und im Gehirn einen Schlaganfall. Kommt noch Übergewicht hinzu, spricht man vom so genannten metabolischen Syndrom, das Mediziner auch als »tödliches Quartett« bezeichnen. Es ist sehr verbreitet, eine wahre Plage unserer Zeit, und hat vor allem mit zu wenig Sport, zu viel sitzen und zu viel Pommes, Schnitzel und Plunderteilchen zu tun.

Frauen haben im Durchschnitt zehn Jahre später mit solchen ernsten Herz-Kreislauf-Problemen zu tun als Männer. Und das liegt daran, dass uns in den fruchtbaren Jahren unser Östrogen schützt (siehe S. 42), indem es unter anderem die Gefäße auf »weit« stellt, im mittleren Alter aber eben nicht mehr. Nach der Menopause verändern sich auch die Blutfette, die Konzentration des »guten« HDL-Cholesterins im Blut sinkt, die des »schlechten« LDL-Cholesterins steigt. Und dass wir jetzt eher am Bauch als an der Hüfte Speck ansetzen, hilft auch nicht gerade, denn nur Bauchfettgewebe setzt entzündungsfördernde Botenstoffe frei.

Weil Frauen älter werden, sind sie insgesamt sogar häufiger betroffen als Männer, obwohl Herzinfarkt und Co. bei vielen noch immer als Männerkrankheit abgespeichert sind. Darum werden Herzinfarkte bei Frauen auch oft nicht erkannt, und weil der typische Schmerz in der Brust, der bis in den linken Arm ausstrahlt, oft gar nicht da ist. Frauen spüren eher einfach nur einen Druck oder eine Enge in der Brust, sie sind kurzatmig, schwitzen oder haben Rückenschmerzen, manchen ist nur übel. Und offenbar sind sie auch eher geneigt, sich eben nicht mit Tatütata ins Krankenhaus fahren zu lassen, sondern sich einfach mal hinzulegen, in der Hoffnung, es werde schon wieder, bis sie in die Küche gehen, um Abendessen zu machen. Aus all diesen Gründen ist »Herz-Kreislauf« sogar die häufigste Todesursache für Frauen.

Umso wichtiger ist es für jede Frau, die oben genannten Marker im Blick zu haben. Alle drei, und da sage ich Ihnen nichts Neues, sind stark vom Lebensstil abhängig. Bei den Blutfetten ist es unter anderem wichtig, gesunde Fett zu sich zu nehmen und einen Bogen um Fast Food mit seinen Transfettsäuren aus der Fritteuse zu machen (dazu unten mehr, bei den Nüssen). Blutzuckerwerte lassen sich durch Sport effektiv beeinflussen bzw. durch Muskelaufbau. Der Blutdruck sinkt zum Beispiel um einige Punkte, wenn man ein paar Kilo abnimmt (der systolische, obere Wert um durchschnittlich vier bis fünf Millimeter Quecksilbersäule oder mmHg, der diastolische Blutdruck um drei), und kürzlich zeigte eine Studie, dass Stretching ein bisschen was bringen könnte. Wie viel man bei den drei Markern Blutfette, Blutdruck und Blutzucker bzw. beim Körpergewicht durch den Lebensstil erreichen kann, zeigen nicht nur ungezählte Studien, es lässt sich auch jede Woche im Fernsehen beobachten und erklärt den Erfolg der »Ernährungs-Docs«.

Aber leider wird nicht jeder und jede für seine Bemühungen belohnt. Und dann müssen eventuell trotzdem Medikamente her. Auch wenn kaum jemand gern Tabletten nimmt, ohne sich krank zu fühlen. Aber wie gesagt: Meist spürt man weder einen erhöhten Blutdruck noch zu hohe Zuckerwerte, geschweige denn entgleisende Blutfette. Das ist das Gemeine, und darum muss man sich kümmern, spätestens ab der Zeit um die Wechseljahre herum. Trotzdem will ich hier in diesem Buch nicht noch weiter auf die drei eingehen. Denn diese Werte sind ja sowieso schon so etwas wie unser Gesundheitszeugnis, sie werden von jedem Arzt und jeder Ärztin bei jedem Check-up genommen, eben um das Herz-Kreislauf-Risiko, auf das sich alle Blicke richten, einschätzen zu können. An die Wechseljahre bzw. die Auswirkungen eines dauerhaft niedrigen Östrogenspiegels auf die Gesundheit wird dagegen viel zu oft noch gar nicht gedacht.

Das muss ich hier noch loswerden ...
zum Thema Ernährung

Als ich neun Jahre alt war, machte meine große Schwester ihre erste Diät. Darum weiß ich schon sehr lange, was eine Kalorie ist. Und dass **Nüsse** voll davon sind, hatte ich auch schnell kapiert. 50 Gramm haben bis zu 350 Kalorien, das war doch wohl das Letzte, was man wollte. Da war ja ein Raider besser! Heute empfiehlt die Deutsche Gesellschaft für Ernährung (DGE), eine Handvoll Nüsse (etwa 25 Gramm) täglich zu knabbern. Denn regelmäßiger Nussverzehr schützt großen Studien zufolge effektiv vor Herzerkrankungen, Diabetes, Schlaganfällen, Gedächtnisschwäche, um nur einiges zu nennen. Man geht heute sogar davon aus, dass Nüsse schlank machen (dazu unten mehr).

Spätestens seit der viel beachteten Predimed-Studie stehen die gut verpackten Samen ganz oben auf der Liste der gesunden Lebensmittel. In dieser 2013 und 2018 veröffentlichten spanischen Untersuchung (PREvención con DIeta MEDiterránea) ging es zunächst darum herauszufinden, was eine Mittelmeerernährung mit vielen guten Fettsäuren für die Gefäße tun kann, also um Herzinfarkt und Schlaganfall zu verhindern.

Über 7 400 Menschen machten mit, alle hatten ein erhöhtes Risiko für eine Gefäßerkrankung, etwa weil sie Diabetiker waren oder erhöhte Cholesterinwerte hatten. Sie wurden nach dem Zufallspiinzip auf verschiedene Gruppen verteilt. Darunter eine, die mediterran aß und zudem 30 Gramm Nüsse am Tag zu sich nahm (15 Gramm Walnüsse und je 7,5 Gramm Mandeln und Haselnüsse). Eine andere aß fettarm und mit Kalorienbegrenzung. Heraus kam, was die Überzeugungen der 80er-Jahre endgültig in den Bereich der Mythen beförderte: Nach vier Jahren und zehn Monaten hatten die Nussesser 28 Prozent weniger Herzinfarkte und Schlaganfälle. Die Studie bestätigt in eindrucksvoller Weise den günstigen Einfluss einer mediterranen Kost auf das kardiovaskuläre Risiko, so die Experten damals. Und sie zeigt, dass all das Fettsparen der vergangenen Jahrzehnte für die Gesundheit gar nicht nötig gewesen wäre.

Wie sich das Körpergewicht der Studienteilnehmer entwickelt hatte, darüber sagte die Untersuchung zunächst nichts. 2016 erschien nun eine weitere Auswertung der Daten, die ganz kurze Fassung lautet: Die Nussesser schnitten auch hier etwas besser ab als die Fettsparer, genauso war es beim gefährlichen Bauchfett. Andere Studien bestätigen die Tendenz, eine zeigt sogar eine »inverse Korrelation«, also den gegensätzlichen Zusammenhang zwischen Nussverzehr und Übergewicht. Zu Deutsch: Je mehr Nüsse man isst, desto schlanker bleibt man.

Wie kann das sein? Nüsse sind wirklich sehr kalorienreich, eine Macadamianuss besteht zu 73 Prozent aus Fett und bei der vergleichsweise fettarmen Cashew sind es immer noch 42 Prozent. Offensichtlich landen deren Kalorien aus irgendeinem Grund nicht alle auf den Hüften. Vermutlich, weil Nüsse mit ihren vielen Ballaststoffen und dem hohen Fett- und Proteingehalt sehr gut sättigen, so dass man insgesamt womöglich gar nicht mehr Kalorien zu sich nimmt. Außerdem kurbeln sie offenbar die Wärmeproduktion an, und das verbrennt Energie.

Für die guten Effekte von Nüssen wurden auf Anhieb die ungesättigten Fettsäuren darin (wie etwa die begehrten Omega-3-Fettsäuren) verantwortlich gemacht. Schließlich wusste man aus früheren Studien, dass sie unter anderem das Verhältnis von gutem und schlechtem Cholesterol (HDL/LDL) verbessern können. Doch es ist längst noch nicht klar, ob sie wirklich allein die Ursache für diese Verbesserung sind. Denn die Ergebnisse der verschiedenen Studien liegen dicht beieinander, obwohl jeweils unterschiedliche Nüsse im Fokus standen bzw. oft der allgemeine Nusskonsum abgefragt wurde. Und die einzelnen Sorten enthalten ganz unterschiedlich viele der verschiedenen guten Fettsäuren. Der Verdacht liegt darum nah, dass auch andere Inhaltsstoffe zu den positiven Effekten beitragen.

Nüsse haben schließlich noch viel mehr zu bieten: reichlich Ballaststoffe, hochwertiges Eiweiß mit Aminosäuren wie L-Arginin, Vitamine (wie Vitamin E, Vitamin B6, Folsäure, Niacin), Mineralstoffe (wie Magnesium und Kalium), Spurenelemente (wie Eisen, Zink, Selen, Kupfer) und sekundäre Pflanzenstoffe (wie Polyphenole), die alle eine Rolle spielen könnten. Nüsse sind randvoll mit gesunden Substanzen, ein wahrer Cocktail daraus. In puncto Antioxidantien halten sie dabei locker bei Superfoods wie Blau- oder Gojibeeren mit, zeigen Untersuchungen des amerikanischen Landwirtschaftsministeriums. Ganz vorn ist hier die Pekannuss, gefolgt von der in Europa verbreiteteren Walnuss.

So weit die harten Fakten. Erstaunlich an Nüssen ist aber auch, wie sehr sie die Bedürfnisse unserer Zeit bedienen: Sie fügen sich geschmeidig in die aktuellen Ernährungstrends ein, passen zur Steinzeiternährung Paleo wie zum Veganismus. Auch beim Hype um die Darmflora kommt die Nuss ins Spiel: Ballaststoffe sind nun mal das Lieblingsfutter unserer »guten« Darmbakterien. Und gerade ungeschälte Kerne sind reich daran, allen voran die Mandel. Einer chinesischen Studie zufolge fördert gerade ihre ballaststoffreiche Haut das Wachstum der hocherwünschten Bifidobakterien, und zwar sogar besser als das bewährte Präbiotikum (Bakterienfutter) Oligofruktose.

Vegetarier lieben sie, denn mit ihren wertvollen Eiweißen und einem Eisengehalt, der beispielsweise bei Haselnüssen über dem von Rindfleisch liegt, sind sie ein tadelloser Fleischersatz. Veganer wollen sie nicht mehr missen, schließlich ermöglichen sie – fein püriert wie in Mandelmus oder Erdnussbutter – schwelgerisch-schmelzende Konsistenzen, wie es sonst nur Sahne schafft. Wer jeden Tag woanders seinen Laptop aufklappt, schätzt sie wegen ihrer guten Transportfähigkeiten. Sie zerquetschen garantiert nicht und sind dabei so viel gesünder als zwischendurch etwas vom Bäcker.

Das ist sogar genauestens untersucht: Für eine Studie aßen die Teilnehmer über zwölf Wochen hinweg jeden Tag entweder gut 40 Gramm Mandeln oder einen Bananenmuffin mit gleich viel Kalorien. Im Anschluss verglich man verschiedene Risikofaktoren für Herzkrankheiten – wie das Gesamtcholesterin und das Verhältnis von »gutem« zu »schlechtem« Cholesterin – bei Mandel- und bei Muffinessern. Natürlich standen die Mandelesser besser da. Und weniger Bauchfett hatten sie auch.

Mal ganz abgesehen davon gilt die Nuss als »Brainfood«: Das Gehirn benötigt Omega-3-Fettsäuren, um optimal arbeiten zu können. Denn sie sind wichtig für die Funktion der Nervenzellmembranen, an denen die Informationsübertragung und -speicherung stattfindet. Eine neue Auswertung der riesigen Datenmengen aus der bekannten Nurses Health Study (mit fast 55000 Teilnehmerinnen, die über 30 Jahre hinweg Auskunft gaben) zeigte vor einigen Jahren: Frauen, die ein- bis zweimal pro Woche eine Handvoll Walnüsse essen, haben im Alter weniger körperliche Gebrechen und können länger selbstständig leben.

Und welche Nuss ist jetzt die beste? Das kann man so nicht sagen. Jede hat ihre speziellen Eigenschaften: Die Erdnuss ist sehr eiweißreich, Mandel und Haselnuss liefern viel Kalzium, die Walnuss enthält viel Zink, Selen und Vitamin E. Aber nach dem derzeitigen

Kenntnisstand ist jede supergesund, es gibt also vermutlich keine bessere oder schlechtere Nuss, nur besser und schlechter untersuchte. Streng genommen sind Cashewkerne, Mandeln und Pistazien auch gar keine Nüsse, sondern Steinfrüchte (wie Kirschen und Pfirsiche), die Erdnuss ist eine Hülsen- und die Macadamia eine Balgfrucht. Aber das tut hier nichts zur Sache.

Und auch bei der Frage, wie man die Nuss am besten vernascht, gibt es kein eindeutiges Ranking: Ungesalzene rohe Nüsse gelten als besonders verträglich, andererseits zeigte eine Studie im Jahr 2011, dass geröstete Cashewkerne sogar mehr Antioxidantien haben als rohe Cashews und der Körper Magnesium und Kalzium besser daraus aufnehmen kann. Klar ist nur, dass stark gesalzene bzw. gewürzte Nüsse das Schlusslicht bilden. Und dass große Mengen Zucker, etwa in gebrannten Mandeln oder Schokolade, den rundum gesunden Effekt von Nüssen und Kernen konterkarieren. Wobei das für dunkle Schokolade auch wieder nur eingeschränkt gilt – je höher der Kakaoanteil, desto weniger trifft es zu. Denn Kakao ist auch so ein Wunder aus der Natur: voller »Butter«, und dennoch sehr gesund, weil so reich an Flavonoiden, die antioxidativ wirken, also freie Radikale abfangen. Wenn es gesunde Süßigkeiten gibt, dann sind es Schokonüsse oder ein gutes Marzipan. Besser kann man nicht naschen. ♥

4. Das Gehirn

Immer wieder kann man lesen: Frauen, die erst spät ihre Tage kriegen und früh in die Wechseljahre kommen, haben ein größeres Risiko, an **Demenz** zu erkranken. Um 23 Prozent ist es erhöht, wenn frau erst mit 16 menstruiert, um 19 Prozent, wenn sie vor 47 damit aufhört, sagt eine US-Studie. Es scheint also in Sachen klarer Kopf im Alter eine gute Sache zu sein, wenn der Körper über möglichst viele Jahre hinweg von Östrogenen geflutet wurde. Östrogene sorgen für mehr Energie im Gehirn. Ihr Rückgang in den Wechseljahren wird mit mehr Plaques in Verbindung gebracht – und die sind ein Risikofaktor für Alzheimer.

Der Verdacht lag darum nahe, dass auch eine Hormonersatztherapie einen günstigen Einfluss auf die spätere geistige Gesundheit haben würde. Und inzwischen gibt es mehr als zehn Studien, die das untersucht haben. Ergebnis: Leider ist es nicht so, oder zumindest ist es nicht klar: »Es gibt keine Daten mit starker Evidenz ... für einen vorteilhaften Effekt hinsichtlich Demenz bei Frauen, die eine HRT vor dem 65. Lebensjahr angewendet haben«, so fasst es die Leitlinie zusammen. Im Gegenteil, es gibt sogar Hinweise – aber keine eindeutigen Belege – dafür, dass eine HRT dem klaren Kopf schaden könnte, wie etwa aus einer Studie aus Finnland von 2019. Hier hatten unter 60-jährige Frauen mit Hormonen angefangen. Nachdem sie mehr als zehn Jahre dabeigeblieben waren, hatten sie ein leicht erhöhtes Risiko für Demenz. Und in den großen Übersichtsarbeiten (siehe Tabelle auf S. 60) hatte sich ja auch ein negativer Einfluss gezeigt.

Und was ist mit dem Hier und Jetzt? Dürfen Frauen, die sich wegen ihrer Hitzewallungen (also rund um die letzte Blutung) für eine HRT entschieden haben, darauf hoffen, besser denken zu können? Seltener im Keller zu stehen und nicht mehr zu wissen, weswegen sie runtergegangen sind? Leider auch nicht. Mehreren placebokontrollierten Studien zufolge haben Hormone »einen neutralen Effekt auf die Kognition bei Frauen ohne Demenz«, so schreibt es Prof. Petra Stute aus Bern auf der Seite der Deutschen Menopause Gesellschaft.

Aber zurück zum Alter und zur Furcht, später an Demenz zu erkranken. Wie man dem am besten vorbeugt, ist leider noch gar nicht ganz klar. Sinnvoll erscheinen zur Zeit laut Deutscher

Alzheimer Gesellschaft Sport, geistig anregende Beschäftigungen, eine gute Ernährung mit Fisch und – das ist bisher die am besten belegte Maßnahme – die Behandlung eines zu hohen Blutdrucks, wenn man ihn hat.

In einer kürzlich im renommierten Fachjournal *Lancet* erschienenen Studie, in der es um die größten behandelbaren bzw. vermeidbaren Risikofaktoren in der Lebensphase zwischen 45 und 65 Jahren für eine spätere Demenz geht, wird Bluthochdruck allerdings noch vom Hörverlust geschlagen. Hörgeräte sind demnach aktive Demenzvorbeugung. Diese Erkenntnis hilft vielleicht, einen eventuellen Widerstand dagegen zu überwinden, wenn man selbst welche braucht. Außerdem schlecht laut *Lancet*: Hirnverletzungen, viel zu viel Alkohol (mehr als 168 Gramm pro Woche, als risikoarm gelten für Frauen etwa 60 Gramm bzw. fünf kleine Gläser Wein) und Übergewicht.

Und schließlich will ich hier noch den Hinweis auf die **Autophagie** geben. Das ist ein körpereigener Prozess, den man mit »Selbstverdauung« übersetzen könnte. Eine Art Müllabfuhr bzw. Aufräummechanismus der Zellen, der sie reinigt und von nicht mehr Benötigtem befreit. Und genau dieser Reinigungsprozess hat eine verjüngende Wirkung auf die Zellen, wie man seit einigen Jahren weiß. Darum liegt auf ihm die große Hoffnung, Demenz und Krebs vorbeugen zu können. Und kann man die eigene Autophagie irgendwie anregen? Ja, das kann man sehr gut, und zwar mit Esspausen wie etwa beim Intervallfasten (siehe S. 169). Außerdem mit Sport und mit Spermidin. Das ist eine körpereigene Substanz, die zuerst in Sperma gefunden wurde, daher der beknackte Name. Sie steckt aber in allen Körperzellen. Und in Weizenkeimen, Pilzen und Nüssen, Brokkoli, gereiftem Käse, Blumenkohl, Sojabohnen oder Äpfeln – Nahrungsmittel, die dem Körper gewissermaßen vorgaukeln, gerade zu hungern.

Wechseljahre – so ist es bei mir

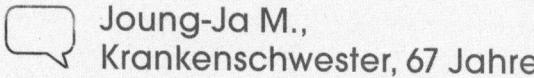 Joung-Ja M.,
Krankenschwester, 67 Jahre

»Wie würde es mir gehen, wäre ich in Korea geblieben?«

Ich bin mit 21 Jahren aus Korea nach Deutschland gekommen, mit einem ganzen Schwung frisch ausgebildeter Krankenschwestern, die hier im Rahmen eines staatlichen Abkommens drei Jahre arbeiten wollten. Tatsächlich habe ich schon nach ein paar Monaten meinen späteren Mann kennengelernt und bin geblieben.

Ich kann mich noch gut daran erinnern, wie ich mit 44, 45 Jahren plötzlich anfing, wahnsinnig zu schwitzen, vor allem nachts. Erst mal habe ich mir nichts weiter dabei gedacht, aber als ich mich dann jede Nacht mehrmals umziehen musste, hat mich das einfach nur fix und fertig gemacht, allein schon, weil ich so schlecht geschlafen habe. Hinzu kam ein Spannungsgefühl im Unterleib, das richtig schmerzhaft war. Nach ein paar Wochen stand ich komplett neben mir.

Mir war natürlich klar, dass das mit den Wechseljahren zusammenhing. Ich hatte damals schon dieselbe Frauenärztin wie heute, eine Freundin von mir, mit der ich jahrelang in einer Klinik gearbeitet hatte. Unser Plan war zunächst, einfach mal abzuwarten. Das gehört dazu, dachte ich, und es wurde auch etwas besser, oder zumindest gewöhnte ich mich daran. Wir haben es dann mit verschiedenen pflanzlichen Mitteln versucht, die so wenig gebracht haben, dass ich mich nicht mal mehr erinnere, was genau das war. Aber irgendwie war ich einfach der Meinung, das hinnehmen zu müssen, und ich wollte auch keine Hormone nehmen. Es sind fast zehn Jahre mit nächtlichen Schweißausbrüchen vergangen, bis mir meine Ärztin schließlich doch welche verordnet hat. Damit wurde es schlagartig gut. Und seitdem, also wiederum seit etwa zehn Jahren, nehme ich sie, in wechselnder Dosierung.

Natürlich habe ich immer wieder versucht, die Hormone abzusetzen, zuletzt im vergangenen Jahr. Aber das hat überhaupt nicht funktioniert: Ich hatte sofort eine Blutung und wirklich von einem Tag auf den anderen wieder massive Schweißausbrüche, wo ich ging und stand. Das konnte und wollte ich einfach nicht aushalten.

Ich habe drei Schwestern in Korea, und keine von ihnen hatte jemals mit Wechseljahresbeschwerden zu tun. Das kam einfach nie zur Sprache, dabei reden wir viel und sind wirklich vertraut miteinander. Ich kann mich auch nicht dran erinnern, dass das Thema Wechseljahre jemals auch nur erwähnt worden wäre, solange ich noch in Korea lebte. Meine Mutter hat damals nie ein Wort darüber verloren, und viele Jahre später sagte sie in einem Telefonat: »Da hab ich gar nichts von gemerkt, ich war noch so fit in diesem Alter! Ich kann das gar nicht verstehen … « Allerdings hatte sie natürlich auch ein wahnsinnig hartes Leben, sie hat mit ganz wenig Geld und Mitteln sechs Kinder durchgebracht. Ich glaube, sie hatte auch einfach keine Zeit, sich Gedanken zu machen.

Bei mir dagegen ist es das genaue Gegenteil. Obwohl meine letzte Regel schon über 15 Jahre her ist, habe ich immer noch das Gefühl, einem Zyklus unterworfen zu sein. Zweimal im Monat spüre ich einfach, dass sich was verändert in meinem Körper: Mein Bauch bläht sich auf, meine Verdauung macht Pause, ich habe Kopfschmerzen und ich schwitze, ein bisschen wie damals. Von Monat zu Monat fallen diese Beschwerden unterschiedlich stark aus.

Das ist schon sehr merkwürdig, auch, weil ich die Hormone ja durchgehend nehme, also jeden Tag und nicht nach einem Wochenschema. Meine Ärztin kann sich das auch nicht erklären. Sie nimmt etwa zweimal im Jahr meinen Hormonstatus, und dann diskutieren wir über die richtige Dosis und passen sie gegebenenfalls an. Seit Kurzem nehme ich sogar zwei Hübe Östradiol-Gel statt nur einem, nachdem mein Bauch letzten Monat wirklich gespannt war wie ein Luftballon. Die Dosis zu erhöhen war ihr aber eigentlich gar nicht mehr recht, das habe ich deutlich gespürt.

Ich denke, es gibt einfach Menschen, die besonders stark auf Hormone und ihre Schwankungen reagieren, und da gehöre ich dazu. Ich hatte auch als ganz junges Mädchen schon sehr, sehr starke Blutungen und auch Schmerzen, teilweise so, dass ich es in der Schule kaum ausgehalten habe. Und ganz offensichtlich hat mein Körperempfinden auch mit meiner Fibromyalgie zu tun. Das ist eine Krankheit, die typischerweise mit Muskelschmerzen einhergeht und die bei mir 2007 festgestellt wurde. Sie fing damit an, dass ich nicht mehr auf der rechten Seite schlafen konnte, dann kamen Schmerzen in den Knien dazu, sowie Taubheitsgefühle in Armen und Beinen. Und noch heute tut mir manchmal der ganze Körper weh, dabei bin ich organisch vollkommen gesund, da gibt es keinen Befund im klassischen Sinne. Und dann ist da eben dieses zweiwöchentliche Phänomen. Beides schränkt mich wirklich ein.

Dabei liebe ich ein aktives Leben! Wenn ich mich gut genug fühle und nicht gerade Pandemie ist, gehe ich jede Woche zum Tai Chi und in die Sauna, ich singe im Chor und betreue ehrenamtlich einen Seniorenzirkel in der Kirchengemeinde sowie ein benachteiligtes Grundschulkind hier in der Gegend. Ich habe immer sehr, sehr gern gearbeitet, überwiegend in Vollzeit, und auch mit Baby kaum pausiert. 2010 bin ich in Rente gegangen, mit nur 56 Jahren. Wegen meiner Fibromyalgie. Ich arbeitete damals auf einer Kinderstation, mir sind Akten aus meinen tauben Fingern geglitten, und ich hatte große Angst, dass mir eines Tages ein Säugling runterfallen würde. Das ging nicht mehr.

Seitdem bemühe ich mich noch mal mehr um ein gesundes Leben, ich bewege mich fast jeden Tag und lebe auch ansonsten sehr gesund, nicht rauchen und trinken ist da das Geringste. Aber ich bin nicht mit mir zufrieden: Warum habe ich so eine Krankheit bekommen, und immer noch diese hormonellen Beschwerden? Und natürlich frage ich mich manchmal: Wie würde es mir gehen, wäre ich in Korea geblieben? Dort ist das Thema Wechseljahre einfach keines, sicherlich auch, weil es im asiatischen Raum die Vorstellung von der mit dem Alter schwindenden Lebensenergie gibt und es eher als Gewinn betrachtet wird, wenn der monatliche Blut- und Energieverlust wegfällt. Und der Lebensstil spielt natürlich auch eine Rolle. In Korea gehört ja zum Beispiel zu jedem Essen eine Suppe aus Sojapaste, und Soja enthält Stoffe, die östrogenartig wirken. Es liefert außerdem pflanzliches Eiweiß und ist insofern ein Fleischersatz. Ich persönlich habe diese Suppe übrigens noch nie gemocht. Aber in den Jahren, in denen ich für die Familie gekocht habe – und das bedeutete reichlich Fleisch für meinen Mann und meinen Sohn –, hatte ich schon immer wieder das Gefühl, gegen meine Natur zu leben. Ich hätte lieber vegetarisch gegessen.

Irgendwann muss ich natürlich aufhören mit den Hormonen – es ist ja ein bisschen wie bei zu hohen Blutfettwerten: Man spürt nichts, trotzdem steigen die Risiken. Aber wie und wann das passieren wird, das kann ich mir heute noch nicht so recht vorstellen. Da muss ich erst noch hinkommen. Und natürlich muss ich das mit meiner Ärztin besprechen. Bisher trau ich mich einfach nicht. Weil es mir damals so schlecht ging und ich bei der allerkleinsten Anstrengung im Schweiß stand. Vielleicht mache ich es ja doch mal wie einige meiner Krankenschwestermitschülerinnen, mit denen ich damals hierhergekommen bin: nach Korea fliegen und mich mit Kräutermedizin behandeln lassen. Das hat bei manchen super geholfen, nur ob ich es hinkriege, diese unheimlich bitteren Extrakte wirklich zuverlässig zu nehmen ... da habe ich auch meine Zweifel.

Alt werden wir später

 Wie man klug mit seinen Ressourcen umgeht: eine To-do-Liste

Wenn die Hormonumstellung gelaufen ist, kommt für sehr viele Frauen eine stabile Phase, die zehn, 15, manchmal auch 20 Jahre anhält. Das können tolle Jahre sein! Vor allem, wenn man gut mit seinen Ressourcen umgeht. Hier ist meine To-do-Liste, um für jetzt und später Gesundheit und Lebensfreude anzulocken.

1. Vergessen Sie nicht zu verhüten

Das späteste Baby, von dem ich aus Gynäkolog*innenquelle gehört habe, kam, als die Mutter 56 Jahre alt war. Na klar ist das so unwahrscheinlich wie, sagen wir mal, der Sechser im Lotto ... aber bekanntlich gewinnt jede Woche irgendjemand. Es passiert also. Und Sie möchten vermutlich nicht diejenige sein, die das am eigenen Leib erfahren muss (vgl. S. 89).

2. Lernen Sie Ihre Muskeln lieben

Schenken Sie Ihrer Muskulatur ein wenig Aufmerksamkeit, sie wird es Ihnen danken. Essen Sie ausreichend Proteine, das ist ihr Lieblingsfutter. Und fordern Sie sie! Muskeltraining muss jetzt einfach sein, am besten jeden Tag. Dafür braucht man nicht ins Studio zu gehen, das kann auch die gute alte Morgengymnastik im Fernsehen sein. Oder Videos auf YouTube, wie »Yoga with

Adriene«. Ihre Muskeln sind ein Partner, mit dem Sie sich gut-stellen sollten. Denn Sie werden in den kommenden Jahrzehnten mehr denn je auf ihn angewiesen sein (vgl. S. 197 ff.).

3. Stellen Sie sich Ihr Skelett vor

Und zwar als einen guten Freund, der Sie stützt und Sie aufrecht und beweglich hält. Ihre Knochen sind der andere wichtige Partner, auf den es zunehmend ankommt. Ziehen Sie ihn auf Ihre Seite, durch Bewegung, viel Kalzium und Vitamin D (vgl. S. 202 ff.).

4. Gut essen wäre gut

Es ist irre schwer, schlechte Gewohnheiten abzulegen, ich weiß. Aber die wahre Wahrheit ist: Wer weiter so isst wie bisher, nimmt unweigerlich zu. Übergewicht ist so verbreitet, und es ist gar nicht gut für die Gesundheit. Sie wissen es. Wenn es Ihnen schwer fällt zu verzichten, versuchen Sie, mehr Gemüse, Hülsenfrüchte und Vollkornprodukte zu essen, dann sind Sie automatisch auf dem richtigen Weg (vgl. S. 169).

5. Denken Sie einmal darüber nach, wann genau Sie trinken

Es ist kein Geheimnis, dass Alkohol wirklich das Gegenteil von gesundheitsfördernd ist. Schon ein kleines Glas Wein ist nach heutigen Maßstäben zu viel, wenn man es jeden Tag trinkt (vgl. S. 171). Aber Menschen bewegen sich ja auch zu wenig, oder sie rauchen. Beides ist ebenfalls sehr ungesund, dennoch geschieht es nicht selten sehr bewusst. Was Alkohol nicht sein sollte, ist ein Automatismus zum Entspannen am Feierabend. Es gibt bessere und vor allem viel gesündere Rituale. Suchen Sie danach.

6. Lernen Sie, wie man meditiert

Über MBSR habe ich mich ausführlich beim Thema Schlafen ausgelassen. Wer die Methode praktiziert, kommt einfach besser klar, nicht nur in stressigen Phasen, sondern auch mit Krankheiten. Ein Mittel für ein besseres Leben, das jedem und jeder zur Verfügung steht. Darum ist es sinnvoll, die Technik mal zu erlernen, und sei es, um sie für die nächste Krise in petto zu haben (vgl. S. 116 f.).

7. Fragen Sie sich: Wie will ich in zehn Jahren leben, was wünsche ich mir für noch später?

Was würden Sie bedauern, wenn Sie es in Ihrem Leben nicht erleben? Sich solche Dinge bewusst zu machen bedeutet, das eigene Leben zu gestalten.

8. Sorgen Sie für mehr Genuss im Alltag

Denken Sie mal darüber nach, was Ihnen ganz höchstpersönlich wirklich Freude macht ... und NICHT das Hobby oder die Vorliebe Ihres Partners oder Ihrer Freundin ist. Lesen Sie gern? Wenn ja, was genau gefällt Ihnen daran, und von wo kennen Sie exakt dieses Vergnügen vielleicht sonst noch? Macht Ihnen die Natur Freude? Der weite Blick über den See beim Spaziergang, eher der Wald, die Gartenarbeit? Oder spüren Sie am meisten

Glück, wenn Sie mit Ihrer Freundin aus Jugendtagen telefonieren? Schreiben Sie mindestens drei Dinge auf. Und dann überlegen Sie: Wie kann ich mehr davon in mein Leben bringen? Was muss ich verändern, damit der Raum dafür da ist und sich mehr Gelegenheiten dafür bieten? Genuss und Freude passieren einem nicht einfach so, man muss Platz dafür schaffen, am besten mit festen Terminen.

9. Melden Sie sich für den kassenärztlichen Gesundheits-Check-up an

Jetzt. Er ist dazu da, dass Sie Ihre Risiken besser einschätzen und Weichen stellen können für das Alter.

Die wichtigsten Quellen

Meine wichtigste Quelle für dieses Buch war mit Abstand die aktuelle Leitlinie der deutschsprachigen Fachgesellschaften für Gynäkologie und Geburtshilfe zu den Wechseljahren, die ich hier noch mal mit ihrem vollen Namen nennen will: *Leitlinie Peri- und Postmenopause – Diagnostik und Interventionen.* Jeder kann sie im Netz einsehen, auf der Seite der Arbeitsgemeinschaft der Wissenschaftlichen Medizinischen Fachgesellschaften awmf.org. Sehr oft war ich außerdem auf der Seite der Deutschen Menopause Gesellschaft: menopause-gesellschaft.de. Hier gibt es Infos zu praktisch allen Themen rund um die Wechseljahre, und die Videos mit den Expert*innen-Interviews zu den einzelnen Beschwerden sind eine extra Erwähnung wert. Außerdem habe ich mich auf der Jahrestagung dieser Fachgesellschaft im November 2020 zugeschaltet (den Tagungsbericht kann man unter ncbi. nlm.nih.gov/pmc/articles/PMC7871134/ nachlesen). Und dann will ich hier ein paar Bücher nennen, mit denen ich gearbeitet habe, vor allem diese guten Sachbücher zum Thema von Gynäkolog*innen:

Kompass Wechseljahre. Von Hitzewallungen bis Gewichtszunahme: Hormontherapie – ja oder nein? von Dr. Katrin Schaudig und Dr. Anneliese Schwenkhagen ist ein Klassiker der Ratgeberliteratur, geschrieben von zwei Gynäkologinnen mit Schwerpunktpraxis »Hormone«, die sich schon lange für mittelalte Frauen engagieren (zur Zeit auch im Vorstand der Deutschen Menopause Gesellschaft).

Wechseljahre … na, und!? Ein Ratgeber für Frauen mit Wechseljahresbeschwerden vom Hamburger Frauenarzt Prof. Dr. Kai J. Bühling finde ich schon deswegen super, weil man es an einem

Nachmittag auf dem Sofa lesen kann und sich dann schon richtig gut auskennt.

Wechseljahre – was muss ich wissen, was passt zu mir? von Dr. Maria Beckermann kann ich jedem sehr empfehlen, der seine Risiken bestmöglich selbst abschätzen will, und dem die Leitlinien dann eben doch zu wissenschaftlich sind.

Darüber hinaus möchte ich noch zwei Bücher nennen, die keine Ratgeber sind: Eine differenzierte und sehr kluge Innensicht dieser Lebensphase ist *Zwischenzeiten. Vom Verstehen der Wechseljahre* von der Britin Marina Benjamin, die nach der Entfernung ihrer Eierstöcke von jetzt auf sofort in die Wechseljahre hineinfällt. Und das Buch der US-Amerikanerin Darcey Steinke fand ich auch sehr toll: Sie erzählt ebenfalls ihre sehr persönliche Geschichte, guckt dabei aber mehr nach draußen (unter anderem beobachtet sie Orcas) und ist viel politischer: *Fliegende Hitze. Die Wechseljahre neu erzählt.*

Wo immer es um Pflanzenmedizin geht, habe ich vor allem mit diesen beiden Büchern gearbeitet:

Teedrogen und Phytopharmaka. Ein Handbuch für die Praxis auf wissenschaftlicher Grundlage, herausgegeben von Prof. Dr. Max Wichtl.

Leitfaden Phytotherapie, herausgegeben von Prof. Dr. Heinz Schilcher.

Und jetzt zu den Kapiteln bzw. Unterkapiteln im Einzelnen. Ich nenne jeweils die Quellen, die für mich am wichtigsten waren, darunter zahlreiche Interviews, die ich im Lauf der letzten Jahre mit den verschiedensten Expert*innen für einige Zeitschriften führen durfte:

Alles über Hormone

frauenaerzte-im-netz.de
pubmed.ncbi.nlm.nih.gov/26962899/
hormonspezialisten.de
ncbi.nlm.nih.gov/pmc/articles/PMC4245250/
cochranelibrary.com/cdsr/doi/10.1002/14651858.CD004143.pub5/
full
jamanetwork.com/journals/jama/fullarticle/10.1001/jama.291.14.
1701
bmj.com/content/371/bmj.m3873
pubmed.ncbi.nlm.nih.gov/8762222/
pubmed.ncbi.nlm.nih.gov/19834106/
gesundheitsinformation.de
cochranelibrary.com/cdsr/doi/10.1002/14651858.CD011066.pub2/
full
pubmed.ncbi.nlm.nih.gov/16014592/
ncbi.nlm.nih.gov/pmc/articles/PMC4433164/
spektrum.de/lexikon/ernaehrung/phytooestrogene/7013
ugb.de/phytooestrogene/phytooestrogene-in-lebensmittel/
cochranelibrary.com/cdsr/doi/10.1002/14651858.CD001395.pub4/
full?highlightAbstract=phytoestrogen%7Cphytoestrogens
bfr.bund.de/cm/343/nahrungsergaenzungsmittel-mit-isolierten-
isoflavonen-bei-einnahme-in-und-nach-den-wechseljahren-
orientierungswerte-fuer-dosierung-und-anwendungsdauer-
einhalten.pdf
cochranelibrary.com/cdsr/doi/10.1002/14651858.CD002978.pub2/
abstract

Ich zerfließe ... Hitzewallungen

researchgate.net/publication/284747395_Nonhormonal_ma-
nagement_of_menopause-Associated_vasomotor_symp-
toms_2015_position_statement_of_the_North_American_
Menopause_Society

aerzteblatt.de/archiv/204176/Wechseljahre-nach-Mammakarzi-
nom-Hormone-sind-kontraindiziert-doch-es-gibt-Alternativen

aerztezeitung.de/Medizin/Mit-Salbei-gegen-Hyperhidrose-
233273.html

Ich kann nicht schlafen

Interview mit Prof. Dr. Göran Hajak, Bamberg, für *BRIGITTE
WOMAN*

frauenaerzte-im-netz.de

ncbi.nlm.nih.gov/pubmed/28329370

ncbi.nlm.nih.gov/pubmed/25061767

ncbi.nlm.nih.gov/pubmed/27763987

ncbi.nlm.nih.gov/pubmed/21397868

focus.de/gesundheit/news/daune-kunstfaser-baumwolle-wel-
che-bettdecke-fuer-wen-geeignet-ist-und-fuer-wen-nicht_
id_9493795.html

Ich bin sooo gereizt und einfach schlecht drauf

BRIGITTE WOMAN. Heft 04/2015: »Plötzlich biestig«, von Natalie Rösner.

pharmazeutische-zeitung.de/ausgabe-222011/depressionen-wer-
den-oft-nicht-erkannt/

neurologen-und-psychiater-im-netz.org/psychiatrie-psychosoma-
tik-psychotherapie/stoerungen-erkrankungen/depressionen/
krankheitsbild/

Ich kann mich nicht mehr bewegen! Morgensteifigkeit und andere Gelenkschmerzen

BRIGITTE WOMAN, Heft 02/2021: »Der Versuch«. Stephanie Arndt protokolliert Dr. Cornelia Jaursch-Hancke, Kolumne »Zipperlein der Zeit«.

BRIGITTE WOMAN, Heft 11/2020: »Das Ganzkörperentsetzen« von Ulrike Thomassen.

gesundheitsinformation.de/arthrose

Leitlinie Kniearthrose: awmf.org/uploads/tx_szleitlinien/033-004l_S2k_Gonarthrose_2018-01_1-verlaengert.pdf

Mein Herz flippt aus

BRIGITTE WOMAN, Heft 06/2019: »Kann Herzklopfen am Wechsel liegen?«, Wechseljahreskolumne von Dr. Dorothee Struck.

Ärztezeitung vom 18. Dezember 2020, S. 18: »In den Wechseljahren leiden viele Frauen unter Palpitationen«.

»Das weibliche Herz. Wie Frauenherzen schlagen und was sie gesund hält«, von Prof. Dr. Angela Maas (Lübbelife 2020)

Scheidentrockenheit ist eine Gemeinheit

BRIGITTE WOMAN, Heft 05/2021: »Ein Wummern im Inneren«, von Helga Christiansen.

BRIGITTE WOMAN, Heft 07/2019: »Braucht der Intimbereich jetzt besondere Pflege?«, Wechseljahreskolumne von Dr. Dorothee Struck.

onlinelibrary.wiley.com/doi/full/10.1111/ddg.13580 (Tabelle 7)

link.springer.com/article/10.1007/s00120-019-0861-1

Interview Prof. Dr. Linn Wölber, Hamburg, für *BRIGITTE WOMAN*

Ich habe dauernd Blasenentzündungen

Leitlinie unkomplizierte Harnwegsinfekte: awmf.org/uploads/tx_
szleitlinien/043-044k_S3_Harnwegsinfektionen_2017-05.pdf
bmj.com/content/351/bmj.h6544

Ich bin nicht mehr ganz dicht und muss ständig aufs Klo

frauenaerzte-im-netz.de/erkrankungen/harninkontinenz/thera-
pie-behandlungsmoeglichkeiten/
apotheken-umschau.de/Harninkontinenz

Ich werde immer dicker

Interview Prof. Dr. Günter Stalla, München, für *Women's Health*
Interview Prof. Dr. Christoph Bamberger, Hamburg, für *BRI-
GITTE*
Interview Dr. Nicolai Worm, München, für *Women's Health*
Interview Prof. Dr. Stephan Bischoff, Hohenheim, für *Women's
Health* und *BRIGITTE WOMAN*
kenn-dein-limit.info/news/artikel/alkohol-hemmt-muskelauf-
bau-und-fettverbrennung.html
spiegel.de/gesundheit/ernaehrung/diaet-tipps-ernaehrungsfor
scher-erklaert-woran-sie-sich-halten-sollten-a-41fbd05b-40fd-
407e-9547-64abcf42f679
spiegel.de/gesundheit/ernaehrung/ernaehrung-so-finden-sie-
die-diaet-die-zu-ihnen-passt-a-00000000-0002-0001-0000-
000172248237
Interview Prof. Dr. Dr. Patrick Diel, Köln, für *BRIGITTE WOMAN*
Interview Dr. Markus Wittmann, Wöllershof, für *BRIGITTE*
apotheken-umschau.de/medikamente/basiswissen/gewichtszu-
nahme-durch-medikamente-721637.html

Ich habe keine Lust mehr

BRIGITTE WOMAN, Heft 01/2017: »Jetzt mal ganz offen«, Ann-Marlene Henning im Gespräch mit Ariane Heimbach.
BRIGITTE WOMAN, Heft 10/2016: »Jetzt mal ganz offen«, Dr. Christoph Joseph Ahlers im Gespräch mit Christine Hohwieler.
Dr. Annemarie Schwenkhagen auf dem Wechseljahreskongress »Lemondays« im November 2020
BRIGITTE WOMAN, Heft 06/2015: »Männer haben einen Beckenboden?«, Ann-Marlene Henning im Gespräch mit Stephan Bartels.
BRIGITTE WOMAN, Heft 12/2018: »Was passiert mit der Sexualität?«, Wechseljahreskolumne Dr. Dorothee Struck.
Vorwort im Programm zur Jahrestagung Deutsche Menopause Gesellschaft 2019
nytimes.com/2018/11/19/opinion/symptoms-perimenopause-menopause-middle-age.html
Sexfrei. Weil es okay ist, keine Lust zu haben von Dr. Anica Plaßmannn (Knaur Verlag April 2021)

Mir fallen die Haare aus

Interview Prof. Dr. Hans Wolff, München, für *Dr. von Hirschhausens Stern Gesund leben*
Interview Dr. Corinna Peter, Hamburg, für *Dr. von Hirschhausens Stern Gesund leben*
haarerkrankungen.de
pharmazeutische-zeitung.de/so-behandeln-sie-haarausfall-richtig-117731/seite/2/
aerztezeitung.de/Medizin/Haarausfall-bei-Frauen-was-wirklich-hilft-210722.html

Meine Haut ist so trocken

Interview Prof. Dr. Martina Kerscher, Hamburg, für *Dr. von Hirschhausens Stern Gesund leben*

Positionspapier: onlinelibrary.wiley.com/doi/full/10.1111/ddg.13580

ncbi.nlm.nih.gov/pubmed/29989340

deutsche-apotheker-zeitung.de/daz-az/2011/daz-6-2011/harnstoff-in-dermatologie-und-kosmetik

Interview Dr. Birgitt Susann Eggers, Hamburg, für *BRIGITTE WOMAN*

ptaforum.pharmazeutische-zeitung.de/erst-waerme-dann-tropfen/

Leitlinie trockenes Auge: dog.org/wpcontent/uploads/2019/05/Leitlinie_Sicca_2019.pdf

Die Muskeln

Interviews Prof. Dr. Ingo Froböse, Köln, für *Women's Health* und *BRIGITTE WOMAN*

Die Knochen

gesundheitsinformation.de

osd-ev.org

Interview Prof. Dr. Heide Siggelkow, Göttingen, für *BRIGITTE WIR*

thieme-connect.de/products/ejournals/abstract/10.1055/a-1180-0594

nejm.org/doi/full/10.1056/NEJMoa1808082

Interview Prof. Dr. Albert Gollhofer, Freiburg, für *Dr. von Hirschhausens Stern Gesund leben*

Die Blutgefäße

herzstiftung.de

gesundheitsinformation.de

Predimed-Studie: nejm.org/doi/full/10.1056/nejmoa1800389

pharmazeutische-zeitung.de/2018-06/wirbel-um-interventions-
studie-zur-mediterranen-diaet/

Das Gehirn

pubmed.ncbi.nlm.nih.gov/30923235/
bmj.com/content/364/bmj.l665
deutsche-alzheimer.de
ted.com/talks/lisa_mosconi_how_menopause_affects_the_brain
BRIGITTE WOMAN, Heft 06/2021: »Anti-Aging für alle« von
Madlen Ottenschläger.

Danke!

Ich möchte mich bei meinem Mann und meinen Kindern dafür bedanken, dass wir den Lockdown so gut gemeinsam überstanden haben. Gefühlt habe ich durchgehend am Rechner gesessen, auch, um dieses Buch zu schreiben. Außerdem möchte ich mich bei allen Freundinnen und Frauen bedanken, die mit mir in den letzten Jahren über die Wechseljahre gesprochen haben, allen voran natürlich bei den vieren, die in diesem Buch von sich erzählen. Großer Dank gebührt auch Prof. Dr. Kai J. Bühling, Frauenarzt in Hamburg, für das Gegenlesen des Frage-Antwort-Teils – das war für mich wichtig und sehr hilfreich.

Ich will hier aber auch den Expertinnen und Experten danken, die ich in den vergangenen Jahren interviewen durfte zu den Themen, um die es auch in diesem Buch geht, vor allem für die Zeitschriften *BRIGITTE WOMAN* und *Dr. von Hirschhausens Stern Gesund leben*. Ihre Aussagen und Anregungen sind unmittelbar in mein Schreiben eingeflossen. Wie auch die von Frau Dr. Dorothee Struck, eine begeisterte Gynäkologin und Phytotherapeutin mit Praxis in Kiel und einem großen Talent als Autorin: Sie hat mein Interesse für das Thema Wechseljahre geweckt, als sie bei der *BRIGITTE WOMAN* ihre Kolumne dazu hatte – und ich selbst noch dachte, ich krieg' das nicht.

Und natürlich danke ich auch allen Autorinnen, deren Texte zu den einschlägigen Themen ich in den letzten Jahren als Redakteurin betreut habe, wie auch den Kolleginnen bei Gruner + Jahr, vor allem Ariane Heimbach und Christine Hohwieler – für die Anregungen und für die Unterstützung für dieses Buchprojekt!

Und nicht zuletzt geht mein Dank an Thomas Schmidt von der Literaturagentur Landwehr & Cie sowie an Elizabeth Bandulet, Birthe Vogelmann und das gesamte Team vom Mosaik Verlag, für die Idee zu dem Buch und die professionelle Betreuung.

Register

A

Achtsamkeitsbasierte Stressreduktion 106, 117, 128

Ahlers, Christoph Joseph 178

Alfatradiol 185

Alkoholkonsum 171 f., 232 f.

Alopecia areata 182

Androgene 72, 81, 84, 183

Androgenetische Alopezie (AGA) 183

Aquaretika 152

Augen, trockene 192 f.

Autogenes Training 116, 170

Autophagie 224

B

Baldrian 113 f.

Bärentraubenblätter 152

Beauvoir, Simone de 20

Beckenbodentraining 155

Beckermann, Maria 60, 136

Belastungsinkontinenz 155

Benjamin, Marina 47, 236

Beschwerden *siehe* Symptome

Bewegung 130 f., 163 ff., 199 f.

Bioidentische Hormone 52 ff.

Birkenblätter 153

Bisphosphonate 209

Blasenentzündungen 148 ff.
- Behandlungsmöglichkeiten 149 ff.

Blutgefäße 216 ff.

Blutgerinnung 42

Blutung *siehe* Monatsblutung

BMI *siehe* Body-Mass-Index

Body-Mass-Index 164 f.

Bodyscan 116

Brennnessel 136

Brück, Katharina 165

Brustkrebspatientinnen 84, 103

Brustkrebsrisiko 59 ff.

Bühling, Kai J. 49, 102, 137, 235

C

Calhoun, Ada 112

Chlormadinonacetat 68

Cholesterin 42, 216

CO2-Laser 143

Cochrane Collaboration 35

Cystein 181

D

Damenbart 72, 81

Darmkrebs, schützender Effekt der Hormontherapie 50, 65

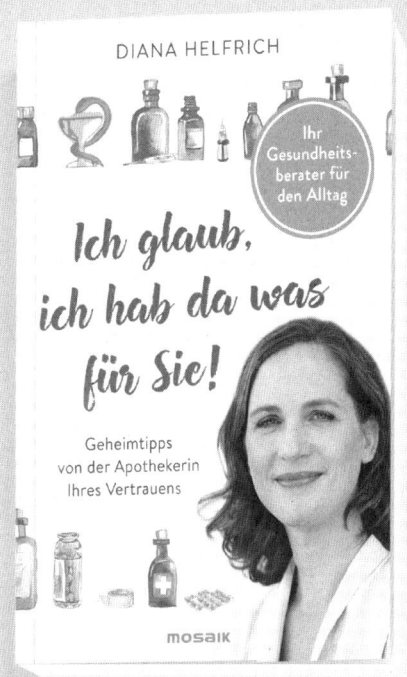